85 Ricette di Piatti e Succhi per Abbassare la Pressione Sanguigna Alta:

Risolvi il problema dell'ipertensione in 12 giorni o meno!

di

Joseph Correa

Nutrizionista Sportivo Certificato

COPYRIGHT

© 2014 Correa Media Group

Tutti I diritti riservati

La riproduzione o la traduzione di qualsiasi parte di questo lavoro al di là di quanto consentito dalla sezione 107 o 108 degli Stati Uniti Copyright 1976, senza l'autorizzazione del titolare dei diritti è illegale.

La presente pubblicazione è stata progettata per fornire informazioni accurate e autorevoli in materia di

Il tema trattato. Viene venduto con la consapevolezza che né l'autore né l'editore si impegnano a fornire consulenza medica. In caso di consultazione o di assistenza medica, consultare un medico. Questo libro è considerato una guida e non deve essere utilizzato in alcun modo che possa essere dannoso per la salute. Consultare un medico prima di iniziare questo piano nutrizionale per assicurarsi che sia giusto per te.

RINGRAZIAMENTI

La realizzazione e il successo di questo libro non avrebbero potuto essere possibili senza la mia famiglia.

85 Ricette di Piatti e Succhi per Abbassare la Pressione Sanguigna Alta:

Risolvi il problema dell'ipertensione in 12 giorni o meno!

di

Joseph Correa

Nutrizionista Sportivo Certificato

CONTENUTI

Copyright

Ringraziamenti

Cenni sull'autore

Introduzione

Cos'è la Pressione Sanguigna Alta?

Come si fa a gestire la Pressione sanguigna Alta?

85 Ricette di Piatti e Succhi per Abbassare la Pressione Sanguigna Alta: Risolvi il problema dell'ipertensione in 12 giorni o meno!
Altri grandi titoli dell'autore

CENNI SULL'AUTORE

Come nutrizionista sportivo certificato e atleta professionista, sono fermamente convinto che una corretta alimentazione ti aiuterà a raggiungere i tuoi obiettivi più velocemente e in modo efficace. La mia conoscenza ed esperienza mi ha aiutato a vivere in modo più sano nel corso degli anni che ho condiviso con la famiglia e gli amici. Quanto più si sa di mangiare e bere in modo sano, tanto prima si vorrà cambiare la tua vita e abitudini alimentari.

La nutrizione è una parte fondamentale nel processo per ottenere una forma migliore e questo è tutto ciò che è contenuto nel libro.

INTRODUZIONE

85 Ricette di Piatti e Succhi per Abbassare la Pressione Sanguigna Alta contribuiranno a migliorare il tuo stile di vita e ti permetteranno di mangiare del cibo che non avresti mai pensato di poter mangiare. Questi pasti ti permetteranno di godere di ciò che mangi grazie alla varietà di ricette e gli ingredienti unici che sono ivi contenuti.

Essere troppo occupato a mangiare correttamente a volte può diventare un problema ed è per questo che questo libro ti farà risparmiare tempo e contribuirà a nutrire il tuo corpo per raggiungere gli obiettivi che desiderati.

Questo libro ti aiuterà a:

- Abbassare la tua pressione sanguigna.

- Migliorare il tuo stile di vita.

- Approcciarti al cibo con amore.

- Vivere in modo sano ogni giorno.

- Migliorare la tua digestione.

Joseph Correa è un nutrizionista sportivo certificato ed un atleta professionista.

© 2014 Correa Media Group

Cos'è la Pressione Sanguigna Alta?

La pressione sanguigna è la forza con la quale il sangue spinge contro le pareti delle arterie. Ci sono normalmente degli aumenti della pressione del sangue all'interno della giornata che si riducono spontaneamente. Tuttavia, quando rimane elevata nel corso del tempo, si parla di alta pressione sanguigna.

Il termine medico per la pressione alta è l'ipertensione. Una pressione arteriosa oltre 140/90 mmHg rientra nella categoria di ipertensione, mentre quella tra 120/80 mmHg e 139/89 mmHg si riferisce a preipertensione, che può rapidamente trasformarsi in ipertensione, se non vengono prese le corrette misure. Ci sono alcuni fattori di rischio che non possono essere controllati, come l'età (55 anni o più per gli uomini e 65 anni per le donne), e una storia di malattia cardiaca precoce. Quelli che possono essere controllati sono una pressione elevata del sangue, il diabete, il peso, l'attività fisica, i livelli di colesterolo e l'uso del tabacco, e per questi fattori di rischio esistono farmaci mirati e stili di vita da seguire.

Come si fa a gestire la Pressione sanguigna Alta?

Poiché la pressione alta contribuisce ad aterosclerosi, malattie cardiache, ictus, malattie renali e cecità, diventa imperativo gestirla in modo efficace, attraverso i farmaci e uno stile di vita appropriatamente modificato.

Avere una dieta adeguata è importante per gestire la pressione alta. Può aiutare a perdere peso o di mantenere un peso sano, assimilare i minerali e le vitamine che il tuo corpo richiede, e aiuta a ridurre la pressione sanguigna.

Allora, che cosa si deve mangiare? Gli alimenti che sono bassi di grassi saturi e colesterolo dovrebbero essere una priorità. Mangia i grassi sani come il pesce, il salmone, noci e olio d'oliva. Assicurati che i tuoi pasti siano ricchi di grano intero, pollame, pesce, frutta secca, latticini a basso contenuto di grassi, e rifuggi da bevande zuccherate, dolci e carni rosse grasse.

Una parte importante di una sana alimentazione è la scelta di alimenti a basso contenuto di sale e di altre forme di sodio. Utilizzare meno sodio è la chiave per mantenere la pressione sanguigna a un livello sano. Per qualcuno con una pressione arteriosa controllata con i farmaci, la quantità massima giornaliera raccomandata è di 6 grammi (circa 1 cucchiaino) di sale da tavola al giorno. Quindi non devi eliminare completamente il sale dalla tua dieta, ma assicurati di ridurlo il più possibile e dai sapore al cibo sperimentando con spezie ed erbe aromatiche.

Prova le seguenti ricette e godi di questa dieta che manterrà la pressione sanguigna sotto controllo.

CALENDARIO DEI PASTI

Settimana 1:

Giorno 1:

Frittelle al limone e mirtilli

Spuntino: Frappè

Cosce di pollo arrosto al rosmarino

Spuntino: Tazza di PopCorn

Lenticchie Dhal con melanzane

Giorno 2:

Omelette di feta e pomodori secchi

Spuntino: Mix di Trail

Stufato di manzo

Spuntino: Yogurt ai mirtilli

Spaghetti piccanti

Giorno 3:

Pane alla banana

Spuntino: Toast di Avocado

Pollo Ratatouille

Spuntino: Patatine di mela

Fagiolini e Corn Cakes

Giorno 4:

Toast di avocado e tacchino

Spuntino: Crocchette energetiche

Minestrone

Spuntino: Asparagi grigliati

Insalata di Pera e Formaggio Blu

Giorno 5:

Barrette di cereali

Spuntino: Frappè di latte di soia

Pollo al curry con burro di arachidi

Spuntino: Arance alla cannella

Tagine di verdure

Giorno 6:

Asparagi e uova leggermente scottate

Spuntino: Barretta di albicocche secche

Insalata di salmone e riso integrale

Spuntino: Mela e burro di arachidi

Quinoa speziata

Giorno 7:

Frappè per colazione

Spuntino: Ceci arrosto

Crostata di manzo

Spuntino: Yogurt greco di fragole

Risotto al rosmarino

Settimana 2:

Giorno 1:

Uova al forno con verdure

Spuntino: *Tazza di PopCorn*

Spaghetti con sardine

Spuntino: *Frappè*

Insalata di pompelmo

Giorno 2:

Porridge cremoso

Spuntino: *Yogurt ai mirtilli*

Spigola al vapore con cavoli

Spuntino: *Mix di Trail*

Cannelloni agli spinaci e tofu

Giorno 3:

Toast di funghi e mostarda

Spuntino: Patatine di mela

Insalata di pollo

Spuntino: Toast di Avocado

Polenta al forno

Giorno 4:

Muffin fruttati

Spuntino: Asparagi grigliati

Salmone e Spinaci

Spuntino: Crocchette energetiche

Insalata di zucca e lenticchie

Giorno 5:

Omelette di feta e pomodori secchi

Spuntino: Arance alla cannella

Insalata di tonno

Spuntino: Frappè di latte di soia

Torta di verdure

Giorno 6:

Frittelle al limone e mirtilli

Mela e burro di arachidi

Manzo stufato

Spuntino: Barretta di albicocche secche

Spaghetti piccanti

Giorno 7:

Toast di avocado e tacchino

Spuntino: Yogurt greco di fragole

Cosce di pollo arrosto al rosmarino

Spuntino: Ceci arrosto

Fagiolini e Corn Cakes

Settimana 3:

Giorno 1:

Pane alla banana

Spuntino: Frappè

Insalata di pollo

Spuntino: Mix di Trail

Insalata di pompelmo

Giorno 2:

Asparagi e uova leggermente scottate

Spuntino: Tazza di PopCorn

Minestrone

Spuntino: Yogurt ai mirtilli

Lenticchie Dhal con melanzane

Giorno 3:

Barrette di cereali

Spuntino: Patatine di mela

Pollo Ratatouille

Spuntino: Asparagi grigliati

Insalata di Pera e Formaggio Blu

Giorno 4:

Uova al forno con verdure

Spuntino: Toast di Avocado

Insalata di salmone e riso integrale

Spuntino: Crocchette energetiche

Tagine di verdure

Giorno 5:

Frappè per colazione

Spuntino: Arance alla cannella

Pollo al curry con burro di arachidi

Spuntino: Barretta di albicocche secche

Quinoa speziata

Giorno 6:

Toast di funghi e mostarda

Spuntino: Frappè di latte di soia

Spaghetti con sardine

Spuntino: Mela e burro di arachidi

Polenta al forno

Giorno 7:

Porridge cremoso

Spuntino: Yogurt greco di fragole

Crostata di manzo

Spuntino: Tazza di PopCorn

Insalata di pompelmo

Settimana 4:

Giorno 1:

Muffin fruttati

Spuntino: Ceci arrosto

Insalata di pollo

Spuntino: Frappè

Risotto al rosmarino

Giorno 2:

Omelette di feta e pomodori secchi

Spuntino: Mix di Trail

Spigola al vapore con cavoli

Spuntino: Yogurt ai mirtilli

Insalata di zucca e lenticchie

Giorno 3:

Frittelle al limone e mirtilli

Spuntino: Toast di Avocado

Insalata di tonno

Spuntino: Patatine di mela

Cannelloni agli spinaci e tofu

Giorno 4:

Asparagi e uova leggermente scottate

Spuntino: Crocchette energetiche

Salmone e Spinaci

Spuntino: Asparagi grigliati

Spaghetti piccanti

Giorno 5:

Pane alla banana

Spuntino: Arance alla cannella

Cosce di pollo arrosto al rosmarino

Spuntino: Mela e burro di arachidi

Tagine di verdure

Giorno 6:

Toast di avocado e tacchino

Spuntino: Frappè di latte di soia

Insalata di salmone e riso integrale

Spuntino: Barretta di albicocche secche

Polenta al forno

Giorno 7:

Porridge cremoso

Spuntino: Tazza di PopCorn

Manzo stufato

Spuntino: Yogurt ai mirtilli

Insalata di Pera e Formaggio Blu

2 giorni extra per completare il mese

Giorno 1:

Uova al forno con verdure

Spuntino: Ceci arrosto

Spigola al vapore con cavoli

Spuntino: Yogurt greco di fragole

Torta di verdure

Giorno 2:

Frappè per colazione

Spuntino: Asparagi grigliati

Insalata di pollo

Spuntino: Mela e burro di arachidi

Quinoa speziata

RICETTE PER ABBASSARE LA PRESSIONE SANGUIGNA ALTA

COLAZIONE

1. Frittelle al limone e mirtilli

Regala a te stesso un piatto di frittelle veloce da fare che ti darà la giusta carica per iniziare la giornata. Completa il tutto con la scorza profumata con un cucchiaio di yogurt con pochi grassi ed una spolverata di cannella.

Ingredienti (7 frittelle):

100g farina di grano

100ml latte

1 uovo piccolo

40g mirtilli

Scorza di ½ limone

½ cucchiaino di crema tartara

¼ cucchiaino di bicarbonato di sodio

½ cucchiaino di melassa

burro, per cucinare

Tempo di preparazione: 10 min

Tempo di cottura: 10 min

Preparazione:

Frulla la farina, la crema tartara ed il bicarbonato con una forchetta. Aggiungi la melassa agli ingredienti con la scorza di limone ed i mirtilli.

Metti il latte in una tazza, spezzaci dentro l'uovo e mescola con una forchetta. Metti parte del mix di latte nel miscuglio di farina e mescola bene con una frusta. Aggiungi lentamente altro latte fino a farlo diventare liscio e senza grumi.

Scalda la padella e ungila con un po' di burro, e aggiungi il composto a cucchiaiate, uno alla volta. Quando sopra la frittella vedrai delle bollicine, girala con l'aiuto di una spatola. Cuocila finché diventa scura. Metti le frittelle al caldo finché non avrai esaurito tutto il compost e quindi servi.

Valori Nutrizionali per frittella: 69kcal, 2g proteine, 12g carboidrati (1g fibra, 2g zucchero), 1g grassi (1g saturi), 0.1g sale.

2. Toast di funghi e mostarda

Molto nutriente, con tanta vitamina C, questa colazione salutare vegetariana da preparare in soli 10 minuti, sarà molto gustosa accompagnata con una crema di formaggio gustosa o della salsa di mostarda.

Ingredienti (2 porzioni):

6 manciate di piccoli funghi, a fette

3 cucchiai di crema di formaggio magro

4 cucchiai di latte scremato

2 cucchiai di olio di semi di colza

2 cucchiai di erba cipollina, sminuzzato

½ cucchiaio di senape di farina integrale

2 fette di pane integrale

300ml succo d'arancia, fresco

Tempo di preparazione: 5 min

Tempo di cottura: 5 min

Preparazione:

Tosta il pane e ungilo con un po' di formaggio.

Metti l'olio in una padella antiaderente e cucina I funghi, girando frequentemente. Quando i funghi saranno diventati morbidi, aggiungi il latte, la mostarda ed il restante formaggio e continua la cottura.

Inserisci il mix di funghi dentro il pane tostato, cospargi con erba cipollina e servi con il succo.

Valori Nutrizionali per porzione: 231kcal, 13g proteine, 28g carboidrati (4g fibra, 16g carboidrati), 7g grassi (2g saturi), 0.1g sale, 10% calcio, 10% ferro, 12% magnesio, 140% vitamina C, 14% vitamina E, 17% vitamina K, 24% vitamina B1, 63% vitamina B2, 49% vitamina B3, 18% vitamina B6, 20% vitamina B9.

3. Pane alla banana

A basso contenuto di grassi e alto contenuti di carboidrati energetici, questo salutare pasto alla banana è una perfetta alternativa alla solita colazione. Accompagnalo con un bicchiere di latte per aggiungere un bel po' di calcio alla tua dieta.

Ingredienti (10 fette):

100g farina auto lievitante

140g farina di grano duro

300g banana mature, schiacciate

3 uova grandi, bollite

150g yogurt naturale a basso contenuto di grassi

4 cucchiai di succo d'agave

1 cucchiaino di lievito in polvere

1 cucchiaino di bicarbonato di sodio

un pizzico di sale

spruzzata poco grassa, per la teglia

Tempo di preparazione: 20 min

Tempo di cottura: 1h e 15 min

Preparazione:

Scalda il forno a 140C ventilato/gas 3. Ungi una teglia da forno (mettila a circa 2 cm dal grill).

Mescola la farina, il lievito in polvere, il bicarbonato e un pizzico di sale in un grande frullatore.

Mescola la banana, le uova, lo yogurt e lo sciroppo ed unisci velocemente agli ingredienti secchi. Metti delicatamente tutto il composto nella teglia. Inforna per 1 ora e 15 minuti o finché la forchetta non ne uscirà pulita.

Taglia a fette il pane alla banana e servi caldo o tiepido.

Valori Nutrizionali per fetta: 145kcal, 6g proteine, 24g carboidrati (3g fibra, 9g zucchero), 2g grassi (1g saturi), 0.6g sale, 11% vitamina B1, 13% vitamina B9.

4. Asparagi e uova leggermente scottate

Una veloce colazione con una bella sferzata di vitamina K, che aiuta ad assimilare le proteine e riduce I grassi saturi. Servi dopo un pezzo di pane di grano tostato per ottenere ancora più energia.

Ingredienti (2 porzioni):

2 uova

10 asparagi

25g pane grattugiato finemente

1 cucchiaino di olio d'oliva

un pizzico di chili

un pizzico di paprika

un pizzico di sale marino

Tempo di preparazione: 10 min

Tempo di cottura: 10 min

Preparazione:

Scalda l'olio in una pentola antiaderente, aggiungi il pane grattugiato e friggi finché non diventa dorato e croccante. Condisci con del sale marino e lascialo raffreddare.

Cucina gli asparagi in una grande pentola piena di acqua bollente fino a renderli morbidi. Allo stesso tempo, fai bollire le uova per 4 minuti.

Metti ogni uovo in una tazza per uova su un piatto, dividi gli asparagi tra i piatti, cospargi di pane grattugiato e servi.

Valori Nutrizionali per porzione: 186kcal, 12g proteine, 12g carboidrati (2g fibra, 3g zucchero), 10g grassi (2g saturi), 0.75g sale, 18% ferro, 14% vitamina A, 41% vitamina K, 28% vitamina B1, 20% vitamina B2, 15% vitamina B3, 18% vitamina B9, 10% vitamina B12.

5. Frappè per colazione

Prova ad iniziare la giornata con un Frappè alla frutta per aumentare I livelli di energia ed ottenere allo stesso tempo alcune vitamine. Il mango ed il frutto della passione combinati assieme regalano profumi deliziosi.

Ingredienti (2 porzioni):

1 banana, a pezzetti

1 piccolo mango, a pezzetti

3 frutti della passione

300ml succo d'arancia, fresco

cubetti di ghiaccio

Tempo di preparazione: 5 min

Non si cuoce

Preparazione:

Metti la polpa dei frutti della passione in un frullatore, aggiungi il mango, il succo d'arancia e la banana e frulla fino a rendere tutto liscio. Metti in due bicchieri e servi immediatamente con dei cubetti di ghiaccio.

Valori Nutrizionali per porzione: 175kcal, 3g proteine, 39g carboidrati (4g fibra, 30g zucchero), 0.05g sale, 12% magnesio, 30% vitamina C, 14% vitamina B1, 10% vitamina B2, 22% vitamina B6, 20% vitamina B9.

6. Barrette di cereali

Prova una barretta di cereali se vuoi iniziare la giornata con gioia e se hai bisogno di uno stimolo in più per iniziare il lavoro. Con 30g di carboidrati per barretta, riuscirai ad ottenere tutta l'energia di cui hai bisogno. Ed assaggerai volentieri i gusti combinati di nocciole frutta e semi.

Ingredienti (6 barrette):

100g porridge d'avena

50g burro, un extra per ungere

50g semi di girasole

25g di nocciole, a pezzetti

25g semi di sesamo

50g lamponi secchi

50g zucchero leggero semolato

½ cucchiai di miele

½ cucchiaino di cannella

Tempo di preparazione: 15 min

Tempo di cottura: 35 min

Preparazione:

Preriscalda il forno a 140C ventilato/ gas 3. Ungi con il burro una teglia da forno.

Mescola il porridge d'avena, le nocciole ed i semi nella teglia e metti in forno per 5 minuti.

Scalda il burro, lo zucchero ed il miele in una padella, finché il burro non si sarà sciolto. Aggiungi il mix d'avena, I lamponi secchi e la cannella, quindi frulla finché non si sarà ben amalgamato. Metti in una teglia da forno, premi bene sul fondo e cuoci per 30 minuti.

Lascia raffreddare il composto nella teglia poi separa in 6 barrette e servi.

Valori Nutrizionali per bar: 294kcal, 30g carboidrati (3g fibra, 17g zucchero), 17g grassi (6g saturi), 0.15g sale, 10% ferro, 15% vitamina E, 15% vitamina B1.

7. Uova al forno con verdure

Gli spinaci sono famosi per l'alto contenuto di vitamina K e sono ottimi per colazione, specie se accompagnati da un uovo e alcuni pomodori. Utilizza più fiocchi di peperoncino per un sapore più piccante.

Pane croccante

Ingredienti (2 porzioni):

2 uova

200g pomodori, a pezzetti

50g spinaci

½ cucchiaino di fiocchi di peperoncino

Tempo di preparazione: 5 min

Tempo di cottura: 15 min

Preparazione:

Preriscalda il forno a 180C/ Gas 6. Strizza gli spinaci per far uscire la quantità d'acqua in eccesso e dividili in due piccoli contenitori da forno.

Mescola I pomodori con i fiocchi di peperoncino e qualche altra spezie per insaporire. Fai un piccolo buco nel centro di ogni piatto e rompici dentro un uovo. Cucina per 15 minuti e servi.

Valori Nutrizionali per porzione: 114kcal, 9g proteine, 3g carboidrati (2g fibra, 1g zucchero), 7g grassi (2g saturi), 0.45g sale, 71% vitamina A, 33% vitamina C, 150% vitamina K, 15% vitamina B2, 21% vitamina B9.

8. Porridge cremoso

Incomincia una divertente mattinata con questo salutare porridge cremoso. Sostituisci la vaniglia con della cannella per qualcosa di più piccante e regala un profumo di mela per una spinta in più.

Ingredienti (3 porzioni):

100g porridge d'avena

100g lamponi freschi

500ml latte intero

1 ½ mela, a dadini

2 ½ cucchiaini di zucchero di canna granulato

½ cucchiaino di estratto di vaniglia

Tempo di preparazione: 5 min

Tempo di cottura: 15 min

Preparazione:

Cucina le mele in una padella con 50ml di acqua finché non si inteneriscono. Girale ed aggiungi i lamponi, metà dello zucchero e fai bollire.

Metti l'avena, il latte, la vaniglia ed il rimanente zucchero in una pentola da sugo. Porta ad ebollizione mescolando continuamente e continua per altri 5 minuti finché non diventa una crema. Dividila in 3 contenitori, aggiungici sopra il mix di frutta e servi.

Valori Nutrizionali per porzione: 359kcal, 12g proteine, 53g carboidrati (5g fibra, 34g zucchero), 9g grassi (5g saturi), 0.2g sale, 21% calcio, 16% magnesio, 13% vitamina C, 23% vitamina B1, 22% vitamina B2, 12% vitamina B12.

9. Muffin fruttati

Questi muffin prendono il loro nome da un divertente miscuglio di frutta fresca e secca e possono essere congelati per più di due settimane senza perderne l'aroma. Servili assieme ad una tazza di latte di mandorle per un'esperienza eccezionale.

Ingredienti (6 muffins):

110g farina di grano duro

1 uovo grande

25g burro, sciolto

90ml latte scremato

1 cucchiaino di lievito in polvere

50 ml miele

70g albicocche secche, a pezzetti

70g di uvetta

40g lamponi secchi

70g mirtilli freschi

½ cucchiaino di cannella

½ cucchiaino di scorza d'arancia, grattugiata

Tempo di preparazione: 10 min

Tempo di cottura: 25 min

Preparazione:

Preriscalda il forno a 200C ventilato/ gas 6. Ungi con del burro 6 stampini da muffin.

Metti la farina ed il lievito in polvere dentro un frullatore. In un altro contenitore, sbatti leggermente l'uovo e mescolalo con il burro sciolto, il miele ed il latte. Aggiungi la farina e rimesta, senza girare il liquido. Metti i composto nello stampo dei muffin e inforna per 20.25 minuti finché lieviterà e si dorerà in superficie.

Lascia raffreddare per alcuni minuti prima di servire.

Valori Nutrizionali per muffin: 243kcal, 5g proteine, 41g carboidrati (2g fibra, 10g zucchero), 8g grassi (3g saturi), 0.6g sale, 13% vitamina A, 11% vitamina B1, 10% vitamina B9.

10. Toast di avocado e tacchino

Non può mancare nella tua dieta questa colazione che contiene l'avocado. Con l'alto contenuto di grassi salutare dell'avocado uniti al tacchino ricco di proteine nello stesso pasto con una consistenza ruvida e una fetta croccante di pane tipo ciabatta.

Ingredienti (2 porzioni):

1 avocado medio, pulito e tagliato

2 piccole fette di pane tipo ciabatta

100g fette di pancetta di tacchino

succo di ½ lime

Tempo di preparazione: 10 min

Tempo di cottura: 5 min

Preparazione:

Metti I pezzi di avocado in un frullatore, spremici dentro del lime, insaporisci e taglia tutto con una forchetta.

Tosta le fette di pane, spalma il composto di avocado, aggiungi il tacchino e servi.

Valori Nutrizionali per porzione: 208kcal, 15g proteine, 12g carboidrati (2g fibra, 1g zucchero), 11g grassi (2g saturi), 1.3g sale, 16% vitamina C, 10% vitamina E, 26% vitamina K, 13% vitamina B6, 20% vitamina B9.

11. Omelette di feta e pomodori secchi

Una ricetta veramente veloce, semplice e con poche calorie, perfetta per iniziare una giornata produttiva. Per un pizzico di sapore in più, utilizza dei pomodori conservati in olio d'oliva ed erbe italiane.

Ingredienti (2 porzioni):

4 uova, leggermente scottate

50g di feta, a pezzi

8 pomodori secchi, tagliati a pezzetti

1 cucchiaio di olio d'oliva

Foglie di insalata mista, a porzione

Tempo di preparazione: 5 min

Tempo di cottura: 5 min

Preparazione:

Scalda l'olio in una padellina antiaderente, aggiungici le uova e cuocile, mescolandole con un cucchiaio di legno. Quando le uova saranno abbastanza sode nel centro, aggiungi i pomodori e la feta, e chiudi l'omelette a metà. Cuoci per 1 minuto, dividi in due piatti e servi con una mistura di insalata.

Valori Nutrizionali per porzione: 300kcal, 18g proteine, 20g grassi (7 saturi), 5g carboidrati (1g fibra, 4g zucchero), 1.8g sale, 15% calcio, 22% vitamina D, 20% vitamina A, 15% vitamina C, 25% vitamina B12.

LUNCH

12. Cosce di pollo arrosto al rosmarino

Con tante proteine, questo gradevole piatto di patate insaporite dal succo di limone in cottura ed un assortimento di ingredienti riesce a coprire un ampio spettro di vitamine e minerali.

Ingredienti (2 porzioni):

4 cosce di pollo

250g patate novelle, pelate

1 grande mazzo di asparagi, togliendo le parti legnose

½ bulbo di aglio, con gli spicchi separate

½ limone

1 cucchiaino di olio d'oliva

Una manciata di rosmarino in rametti

un pizzico di sale

pepe nero macinato

Tempo di preparazione: 10 min

Tempo di cottura: 45min

Preparazione:

Preriscalda il forno a 180C ventilato/ gas 6. Metti patate, asparagi, aglio, spezie (per insaporire), ed olio in una grande pentola per arrosto. Spremi il limone sopra tutto il piatto e taglialo a fette e mettile insieme al resto. Mescola tutti gli ingredienti assieme, copri la pentola ed arrostisci per circa 15 minuti.

Rimuovi il coperchio, aggiungi le cosce di pollo insaporite con un pizzico di sale ed un po' di pepe e cucina per altri 30 minuti. Quando il pollo sarà croccante e le patate diverranno tenere, dividi il tutto su due piatti e servi.

Valori Nutrizionali per porzione: 509kcal, 30g proteine, 32g carboidrati (6g fibra, 5g zucchero), 24g grassi (6g saturi), 0.3g sale, 14% ferro, 14% magnesio, 48% vitamina A, 25% vitamina K, 15% vitamina B1, 15% vitamina B2, 34% vitamina B3, 35% vitamina B6, 12% vitamina B9.

13. Crostata di manzo

Un'eccellente fonte di B12, questa crostata di manzo con pochi grassi e tante proteine ti darà molta soddisfazione per il pasto e ti regalerà molta energia per tutto il pomeriggio.

Ingredienti (4 porzioni):

500g di manzo molto magro

140g piccoli funghi di castagno, a fette

500ml brodo di manzo

1 cipolla, a fettine sottili

140g farina auto lievitante

4 cucchiai di yogurt naturale a basso contenuto di grassi

2 cucchiai di farina semplice

140g di piselli surgelati

1 cucchiaio di timo a pezzetti

una spruzzata di salsa Worchester

Tempo di preparazione: 20 min

Tempo di cottura: 50 min

Preparazione:

Preriscalda il forno a 160C ventilato/ gas 4.

Scalda una padella larga antiaderente a fiamma alta e buttaci sopra il manzo. Gira frequentemente e cuoci finché diventa scura. Aggiungi i funghi e la farina, quindi il brodo e la salsa Worchester. Metti sul fuoco e cucina per 10 minuti.

Mescola assieme la farina auto lievitante ed il timo in un contenitore. Mescola con lo yogurt e abbastanza acqua fredda per formare una specie di focaccina. Taglia la carne di manzo in fettine deliziose. Lo spessore dovrebbe essere di circa 1,5 centimetri e rotonde circa 12x5 centimetri.

Aggiungi I piselli alla carne di manzo e trasferisci il tutto in una teglia da forno. Metti i pezzettoni sopra il miscuglio e cuoci in forno per 25 minuti finché i pezzi saranno scuri e cotti.

Dividi in 4 piatti e servi.

Valori Nutrizionali per porzione: 349kcal, 35g proteine, 38g carboidrati (4g fibra, 5g zucchero), 7g grassi (3g saturi), 1g sale, 31% ferro, 13% magnesio, 15% vitamina A, 11% vitamina C, 12% vitamina K, 38% vitamina B1, 38% vitamina B2, 55% vitamina B3, 30% vitamina B6, 31% vitamina B9, 48% vitamina B12.

14. Salmone e Spinaci

Con tanti acidi grassi Omega 3 e un'ottima qualità di proteine, il salmone è una scelta perfetta per il piatto principale. Accoppiato con gli spinaci, ed il sapore della salutare crème fraîche ti regalerà un ottimo e salutare pranzo.

Ingredienti (2 porzioni):

2 filetti di salmone senza pelle

250g spinaci

2 cucchiai di crème fraîche magra

1 cucchiaino di capperi, scolati

1 cucchiaino di olio d'oliva

succo di ½ limone

2 cucchiai di prezzemolo, a pezzetti

un pizzico di sale marino

pepe nero in grani

Tempo di preparazione: 5 min

Tempo di cottura: 12 min

Preparazione:

Scalda l'olio in una pentola, insaporisci il salmone con un pizzico di sale marino e pepe su ogni lato e friggilo per 4 minuti per lato finché non si spezza facilmente. Mettilo sopra un piatto.

Cuoci le foglie di spinaci in una pentola calda, copri e lasciali bollire per 1 minuto. Scola gli spinaci e mettili sopra il salmone.

Scalda leggermente la crème fraîche in un pentolino con il succo di limone, i capperi ed il prezzemolo. Attenzione a non bollirla. Spruzza la salsa sopra il pesce e gli spinaci e servi.

Valori Nutrizionali per porzione: 321kcal, 32g proteine, 6g carboidrati (3g fibra, 3g zucchero), 20g grassi (5g saturi), 0.8g sale, 14% calcio, 25% ferro, 35% magnesio, 239% vitamina A, 58% vitamina C, 20% vitamina E, 756% vitamina K, 24% vitamina B1, 20% vitamina B2, 61% vitamina B3, 26% vitamina B6, 80% vitamina B12.

15. Pollo Ratatouille

Una classica ricetta di pollo con moltissime proteine di alta qualità e un miscuglio di verdure che insieme regalano profumi e un buon apporto di vitamine e minerali.

Ingredienti (2 porzioni):

2 petti di pollo disossati

½ piccola melanzana, a pezzi

½ zucchini

1 piccola cipolla, tagliata a fettine

2 pomodori, senza buccia

1 peperoni rossi, a pezzi

2 cucchiai di olio d'oliva, un po' di più per ungere

Un po' di rosmarino

un pizzico di sale

pepe nero macinato

Tempo di preparazione: 25 min

Tempo di cottura: 35 min

Preparazione:

Preriscalda il forno a 200C ventilato/ gas 6. Posiziona tutte le verdure in una teglia per la cottura al forno. Versa l'olio di oliva ed usa le mani per cospargere tutti gli ingredienti.

Metti I petti di pollo sopra le verdure ed aggiungi il rosmarino. Insaporisci il tutto con del sale e pepe e spruzza un po' di olio sul pollo. Arrostisci per circa 35 minuti poi servi.

Valori Nutrizionali per porzione: 318kcal, 37g proteine, 13g carboidrati (4g fibra), 14g grassi (2g saturi), 0.25g sale, 11% ferro, 20% magnesio, 60% vitamina A, 177% vitamina C, 20% vitamina E, 33% vitamina K, 16% vitamina B1, 17% vitamina B2, 77% vitamina B3, 57% vitamina B6, 24% vitamina B9.

16. Insalata di tonno

Ottima sia calda che fredda, questa insalata di tonno è una valida opzione per il pranzo. Con un grande apporto di vitamina B12, questo pasto aiuta il tuo Sistema immunitario con tanto gusto.

Ingredienti (4 porzioni):

160g di tonno in scatola al naturale, ben scolato

300g patate novelle

175g germogli di soia surgelati

175g fagiolini, senza buccia

Una manciata di foglie croccanti

Per il condimento:

2 cucchiai di olio d'oliva

1 cucchiaio di aceto di vino rosso

2 cucchiaini di harissa

Tempo di preparazione: 10 min

Tempo di cottura: 15 min

Preparazione:

Fai bollire le patate fino a farle diventare tenere. Aggiungi i fagioli e cucina per altri 5 minuti.

Mescola assieme l'aceto e la harissa in un piccolo frullatore con poche. Mescola assieme l'harissa e l'aceto in un piccolo contenitore con i condimenti, e aggiungi l'olio finché il condimento non si sarà addensato.

Pela bene le patate, mettile in metà condimento e lasciale raffreddare.

Scola il tonno ed aggiungilo alle patate. Mettici anche il condimento rimanente mescolando con cura. Dividi in 4 ciotole e servi ogni porzione con delle foglie croccanti.

Valori Nutrizionali per porzione: 211kcal, 15g proteine, 19g carboidrati (4g fibra, 2g zucchero), 9g grassi (1g saturi), 0.15g sale, 11% calcio, 25% ferro, 30% magnesio, 63% vitamina C, 37% vitamina E, 28% vitamina K, 21% vitamina B1, 18% vitamina B2, 64% vitamina B3, 42% vitamina B6, 72% vitamina B9, 38% vitamina B12.

17. Manzo stufato

It might take a while to prepare this delicious stew, but the rich thickness and strong flavor is definitely worth it. You can also make a bigger batch and freeze then defrost it for a no muss, no fuss lunch.

Ingredienti (4 porzioni):

500g di manzo stufato, tagliato in grossi pezzi

1 x 400g can a pezzetti pomodori

1 cipolla, a pezzetti

200g can burro beans, rinsed and scolati

1 cucchiaino di paprika dolce

1 cucchiaino di cumino macinato

1 cucchiaino di peperoncino in polvere

1 cucchiaio di aceto di vino rosso

1 cucchiaio di zucchero extra fine

Tempo di preparazione: 10 min

Tempo di cottura: 3 ore

Preparazione:

Preriscalda il forno a 140C ventilato/ gas 3. Mescola il manzo, i pomodori, le cipolle, l'aceto, lo zucchero e le spezie in una casseruola. Copri e cuoci nel forno per 2 ore e mezza. Togli il piatto dal forno, metti sopra i fagioli e cucina per altri 30 minuti. Togli il coperchio dalla casseruola per avere un piatto più succulento ed ottenere una buona consistenza. Togli dal forno quando la carne sarà tenera e servi caldo.

Valori Nutrizionali per porzione: 341kcal, 42g proteine, 18g carboidrati (4g fibra, 11g zucchero), 12g grassi (5g saturi), 0.95g sale, 23% ferro, 14% magnesio, 24% vitamina C, 10% vitamina B1, 11% vitamina B2, 43% vitamina B3, 40% vitamina B6, 22% vitamina B12.

18. Spigola al vapore con cavoli

La spigola è un altro pesce ricco di acidi grassi Omega 3. Accoppiato con un po' di cavolo verde che porta un sacco di vitamina e al mix, questo pesce grande e saporito è un'ottima opzione per il pranzo.

Ingredienti (2 porzioni):

2 filetti di spigola

300g di cavolo verde, tagliato finemente

1 peperoncino rosso, senza semi e tagliato finemente

2 spicchi d'aglio, tagliati in piccoli pezzi

2 cucchiaini di olio d'oliva

1 cucchiaino di zenzero fresco

1 cucchiaino di olio di sesamo

2 cucchiaini di salsa di soia con poco sale

un pizzico di sale

Tempo di preparazione: 10 min

Tempo di cottura: 10 min

Preparazione:

Cospargi il pesce con lo zenzero, peperoncino e sale. Cuoci a vapore il cavolo per 5 minuti poi stendi il pesce sulla parte superiore del cavolo e cucina per altri 5 minuti.

Scalda l'olio in un pentolino e cuoci l'aglio fino a doratura.

Metti il pesce e il cavolo sulle piastre e cospargi con la salsa di soia. Versa sopra l'olio all'aglio e servi.

Valori Nutrizionali per porzione: 188kcal, 23g proteine, 11g carboidrati (4g fibra, 7g zucchero), 8g grassi (1g saturi), 0.8g sale, 16% magnesio, 92% vitamina C, 147% vitamina K, 15% vitamina B1, 12% vitamina B2, 11% vitamina B3, 35% vitamina B6, 13% vitamina B9.

19. Minestrone

Prova questa zuppa pronta in 15 minuti che ti darà molta energia grazie alla pasta in essa contenuta. Il pesto ed il parmigiano regalano un sapore e una colorazione migliori.

Ingredienti (2 porzioni):

500ml di brodo caldo vegetale

50g di spaghetti di grano duro, spezzati in piccolo pezzi

180g verdure miste congelate

200g pomodori a pezzetti

2 cucchiai di pesto

Parmigiano vegetariano, tipo formaggio, grattugiato, per servire

Tempo di preparazione: 5 min

Tempo di cottura: 10 min

Preparazione:

Prendi il brodo e fai bollire il pomodori, aggiungi gli spaghetti e cucinali finché saranno pronti. Un po' di minuti prima che la pasta sia pronta, aggiungi le verdure e porta di nuovo tutto ad ebollizione, finché non sarà tutto cotto.

Condisci con il pesto, cospargi di parmigiano e servi.

Valori Nutrizionali per porzione: 200kcal, 8g proteine, 30g carboidrati (6g fibra, 8g zucchero), 5g grassi, 0.55g sale, 12% ferro, 11% magnesio, 81% vitamina A, 18% vitamina C.

20. Insalata di pollo

Questa semplice Insalata di pollo è un buon esempio di pasto veloce che puoi anche portarti via. L'insieme di verdure, pollo, olio di pesce e zucchero la rendono molto saporita.

Ingredienti (2 porzioni):

2 petti di pollo senza pelle

½ cipolla rossa, a fette sottili

½ cetriolo, a fette

200g di foglie di insalata mista

2 cucchiai di salsa di pesce

1 cucchiaio di zucchero extra fine

1 peperoncino, senza semi a pezzettini

Scorza e succo di 1 lime

Una grande manciata di coriandolo, a pezzetti

Tempo di preparazione: 10 min

Tempo di cottura: 15 min

Preparazione:

Copri il pollo con acqua calda, fai bollire e cucina per 10 minuti. Quando il pollo è pronto, riducilo in brandelli.

Mescolalo assieme alla salsa di pesce, lo zucchero, il succo e la scorza di lime fino a far dissolvere lo zucchero.

Dividi le foglie ed il coriandolo in due piatti, metti sopra il pollo, la cipolla, il peperoncino e il cetriolo e mescola quindi assieme con il condimento, poi servi.

Valori Nutrizionali per porzione: 218kcal, 38g proteine, 12g carboidrati (10g fibra, 3g zucchero), 2g grassi, 11% ferro, 14% magnesio, 149% vitamina A, 39% vitamina C, 232% vitamina K, 12% vitamina B1, 12% vitamina B2, 68% vitamina B3, 38% vitamina B6, 13% vitamina B9.

21. Spaghetti con sardine

Le sardine sono sia una delizia che una fonte di vitamina B12. Combinate con gli spaghetti e con sopra una salsa di pomodoro e aglio creano un simpatico bilanciamento tra vitamine, proteine e carboidrati energetici.

Ingredienti (2 porzioni):

200g spaghetti integrali

95g sardine in scatola senza pelle e conservate nella salsa di pomodoro

1 x 100g pezzetti di pomodori in scatola

50g di olive nere, tagliate a pezzetti

1 spicchio d'aglio, schiacciato

1 cucchiaino di capperi, scolati

1 cucchiaino di olio d'oliva

un pizzico di fiocchi di peperoncino

una piccola manciata di prezzemolo, a pezzetti

Tempo di preparazione: 5 min

Tempo di cottura: 15 min

Preparazione:

Cuoci gli spaghetti così come da istruzioni sulla confezione.

Scalda l'olio in una padella e cucina l'aglio per 1 minuto. Aggiungi le sardine, i pomodori, i fiocchi di peperoncino, spezzando il tutto con una spatola. Cucina per 2-3 minuti poi mescola dentro I capperi, le olive e parte del prezzemolo. Mescola bene.

Scola la pasta, salvando qualche cucchiaio d'acqua. Aggiungi la pasta nella salsa, metti dentro l'acqua rimasta per dare la giusta consistenza alla salsa. Dividi in due ciotole, cospargi con il prezzemolo rimanente e servi.

Valori Nutrizionali per porzione: 495kcal, 21g proteine, 77g carboidrati (5g fibra, 5g zucchero), 14g grassi (2g saturi), 1.1g sale, 15% calcio, 18% ferro, 18% magnesio, 58% vitamina D, 12% vitamina B2, 21% vitamina B3, 10% vitamina B6, 70% vitamina B12.

22. Pollo al curry con burro di arachidi

Questo pollo al curry è ricco di vitamina B3 e proteine di alta qualità. Servilo con un po' di riso integrale a parte che starà bene con la salsa di burro di arachidi e porterà sulla tua tavola molti carboidrati se necessario.

Ingredienti (2 porzioni):

2 petti di pollo disossati, a pezzi

100g Yogurt greco

75ml brodo di pollo

2 ½ cucchiai di burro di arachidi

1 piccolo peperoncino rosso, senza semi

1 piccolo spicchio d'aglio

¼ dito di zenzero fresco, tagliato a pezzetti

1 cucchiaino di olio d'oliva

Una manciata di coriandolo, a pezzetti

Tempo di preparazione: 5 min

Tempo di cottura: 15 min

Preparazione:

Finemente taglia un quarto del peperoncino poi metti il resto in un robot da cucina con l'aglio, coriandolo, 1/3 delle foglie e lo zenzero. Crea una pasta ruvida e aggiungi una spruzzata di acqua se necessario.

Scalda l'olio in una padella e rapidamente rosola il pollo per 1 minuto. Mescola la pasta per 1 minuto poi aggiungi lo yogurt, il brodo e burro di arachidi. Cuoci per altri 10 minuti fino a quando la salsa è addensata e il pollo è cotto a puntino.

Valori Nutrizionali per porzione: 358kcal, 43g proteine, 4g carboidrati (1g fibra, 3g zucchero), 19g grassi (6g saturi), 0.7g sale, 14% magnesio, 76% vitamina B3, 36% vitamina B6.

23. Insalata di salmone e riso integrale

Una ricetta piccante che ha la combinazione ideale di proteine magre, Grassi per un cuore sano e carboidrati a lento rilascio. L' Insalata di salmone e riso integrale è ad alto contenuto di vitamine e ha un sapore a base di soia orientale.

Ingredienti (2 porzioni):

1 filetto di salmone, senza pelle

100g riso integrale basmati

100g frozen soya beans, defrosted

2 cucchiaini di salsa di soia con poco sale

1 cetriolo, a fettine

½ peperoncino, a pezzetti

Scorza e succo di ½ lime

un mazzetto di cipolline, a fette

un mazzetto di coriandolo, Tagliati a pezzetti

Tempo di preparazione: 15 min

Tempo di cottura: 25 min

Preparazione:

Cucina il riso seguendo le istruzioni sulla confezione, e 3 minuti prima che sia pronto, aggiungi I germogli di soia. Scola e raffredda sotto un getto di acqua gelida.

Metti il salmone sopra un piatto, e cucinalo al microonde finché non sarà cotto (circa 3 minuti), Sposta il salmone in modo delicato, coprilo con le cipolle, coriandolo, riso e fagioli.

Mescola il succo e la scorza del lime, soia e peperoncino in un frullatore separato, spargi sopra il riso e servi.

Valori Nutrizionali per porzione: 497kcal, 34g proteine, 61g carboidrati (5g fibra, 6 g zucchero), 15g grassi (3g saturi), 1.5g sale, 10% calcio, 19% ferro, 31% magnesio, 14% vitamina A, 24% vitamina C, 146% vitamina K, 32% vitamina B1, 16% vitamina B2, 63% vitamina B3, 22% vitamina B6, 49% vitamina B9, 80% vitamina B12.

DINNER

24. Lenticchie Dhal con melanzane

Una cena con tante fibre e vitamine, le lenticchie Dhal con le melanzane grigliate sono un modo originale di combinare un semplice assortimento di verdure profumate con spezie indiane.

Ingredienti (2 porzioni):

100g lenticchie, lavate

1 melanzana media, tagliata a fette (2 cm)

1 cipolla media, tagliata a fette

1 spicchio d'aglio, a pezzetti

3 cm di radice di zenzero, grattugiata

1 cucchiaio di pasta di tamarindo

2 cucchiai di olio d'oliva

1 cucchiaino di curcuma

1 cucchiaino di curry in polvere

¼ cucchiaino di sale

un pizzico di pepe nero macinato

Tempo di preparazione: 10 min

Tempo di cottura: 25 min

Preparazione:

Metti in 500 ml di acqua le lenticchie, la pasta di tamarindo e il curcuma. Aggiungi un po' di sale e fai bollire fino a farli diventare teneri, avendo cura di scremare la schiuma che si forma sulla parte superiore.

Scalda 1 cucchiaio di olio e cucina le cipolle, lo zenzero e l'aglio fino a farli dorare. Aggiungi il curry in polvere e cucina altri 2 minuti. Unisci alla mistura di lenticchie e cucina per 10 minuti.

Scalda una griglia fino a farla diventare molto calda. Versa 1 cucchiaio di olio sopra la melanzana a fette e condisci con il pepe nero ed il restante sale. Cucina per 2 minuti per parte fino a farla dorare.

Metti il mix di lenticchie sopra un piatto, cospargi con le melanzane grigliate e servi.

Valori Nutrizionali per porzione: 325kcal 15g proteine, 41g carboidrati (7g fibra, 10g zucchero), 13g grassi (1g saturi), 0.75g sale, 24% ferro, 25% magnesio, 14% vitamina E, 23% vitamina K, 36% Vitamina B1, 12% vitamina B2, 14% vitamina B3, 26% vitamina B6, 75% vitamina B9.

25. Spaghetti piccanti

Facili da preparare, con pochi grassi, questo pasto è nutriente e con tante verdure. Per un sapore più piccante, non togliere I semini dai peperoni rossi e saranno più piccanti.

Ingredienti (4 porzioni):

300g spaghetti di grano duro

250g di funghi di castagno, finemente tagliati a fette

1 x 400g pomodori in scatola a pezzetti

1 spicchio d'aglio, tagliato a fette

1 cipolla media, a fettine sottili

1 gambo di sedano, a fettine sottili

½ peperone rosso, senza semi a fettine sottili

2 cucchiai di olio d'oliva

Qualche ciuffo di prezzemolo, solo le foglie, a pezzetti

un pizzico di sale

Tempo di preparazione: 10 min

Tempo di cottura: 15 min

Preparazione:

Cuoci gli spaghetti così come scritto nelle istruzioni della confezione, e scolali.

Scalda 1 cucchiaio di olio in una pentola, aggiungi I funghi e friggili per 3 minuti fino a renderli teneri. Aggiungi l'aglio, friggi per 1 minuto ancora e quindi mescola tutto in un frullatore con il prezzemolo.

Scalda il resto dell'olio, aggiungi il sedano e la cipolla e cucina per 5 minuti. Mettici dentro i pomodori, il peperoncino ed un po' di sale. Metti in un bollitore, riduci il calore e fai sobbollire per 10 minuti, senza coperchio, finché la salsa si addensa.

Mescola gli spaghetti con la salsa, cospargi con i funghi e servi.

Valori Nutrizionali per porzione: 346kcal, 12g proteine, 62g carboidrati (5g fibra, 7g zucchero),

7g grassi (1g saturi), 0.35g sale, 22% ferro, 15% magnesio, 19% vitamina C, 10% vitamina E, 12% vitamina K, 51% vitamina B1, 33% vitamina B2, 40% vitamina B3, 11% vitamina B6, 49% vitamina B9.

26. Cannelloni agli spinaci e tofu

Questo gustoso piatto di tofu e spinaci è un ottimo amico dei vegetariani. Pieno di vitamine e minerali, questo piatto è sia delizioso che salutare ed ha un valore aggiunto riguardante il sapore dopo essere surgelato.

Ingredienti (6 porzioni):

300g fogli di lasagna

350g tofu

400g spinaci

2 x 400g di pezzi di pomodoro in scatola

3 spicchi d'aglio, a pezzetti piccoli

1 cipolla grande, a pezzetti

50g di pinoli, a pezzetti

4 cucchiai di pane grattugiato fresco

2 cucchiai di olio d'oliva

un pizzico di noce moscata

pepe, per insaporire

Tempo di preparazione: 25 min

Tempo di cottura: 1 h

Preparazione:

Scalda l'olio di oliva in una padella, aggiungi la cipolla e 1/3 dell'aglio e soffriggi dolcemente. Aggiungici i pomodori, insaporisci e porta ad ebollizione, quindi riduci il calore e cucina di 10 minuti finché la salsa si addensa.

Scalda il rimanente olio e cucina 1/3 dell'aglio per 1 minuto, aggiungi gli spinaci ed I pinoli. Cucina finché gli spinaci saranno appassiti, e quindi togli il liquido in eccesso.

Mescola il tofu con uno sbattitore manuale fino a ridurlo una pasta e mescola con gli spinaci, noce moscata e un po' di pepe. Togli dal fuoco e permettigli di raffreddarsi.

Preriscalda il forno a 200° ventilato/ gas 6. Metti metà della salsa di pomodoro in un piatto da forno. Stendi i fogli di lasagna sul piatto, divide gli spinaci poi fanne una palla e mettili sopra la salsa.

Mettici sopra la restante salsa e cucina per 30 minuti.

Mescola il composto con il resto dell'aglio e dei pinoli, mettilo sopra il piatto, spruzza con il restante olio e cucina per 10 minuti finché il tutto non si sarà dorato. Servi ancora caldo.

Valori Nutrizionali per porzione: 284kcal, 13g proteine, 30g carboidrati (4g fibra, 6g zucchero), 13g grassi (2g saturi), 0.65g sale, 25% calcio, 30% ferro, 29% magnesio, 129% vitamina A, 52% vitamina C, 19% vitamina E, 417% vitamina K, 15% vitamina B1, 16% vitamina B2, 13% vitamina B3, 13% vitamina B6, 41% vitamina B9.

27. Fagiolini e Corn Cakes

Questa è una frittata vegetariana fatta con I cipollotti, I fagioli ed il mais dolce. Servila con un po' di crema di lime e avocado e salsa dolce e delizia le tue papille gustative.

Ingredienti (2 porzioni):

1 x 200g scatolette di mais dolce, bollito e scolato

25g di fagiolini, a pezzetti

50g farina auto lievitante

1 piccolo avocado, a fette

125g di marmellata di peperoncino

½ peperoncino rosso, senza semi, tagliato a pezzettini

1 uovo, scottato

2 cipollotti, a pezzetti

40ml latte

succo di ½ lime

1 cucchiaio di olio d'oliva

Una manciata di foglioline di coriandolo

un pizzico di sale

un pizzico di pepe nero macinato

Tempo di preparazione: 10 min

Tempo di cottura: 10 min

Preparazione:

Mescola assieme le uova, il latte, il mais dolce, I cipollotti, metà del peperoncino, metà del coriandolo e parte delle spezie in un grande frullatore. Mescola l'avocato con il resto del coriandolo, del peperone e con il succo di lime.

Scalda l'olio di oliva in una padella antiaderente e metti 3 cucchiaiate alla volta del mix di mais, un po' distanziate. Quando si scurisce da un lato, giralo e cucina per altri 2 minuti. Ripeti l'operazione con il rimanente composto. Servi le frittate calde con la salsa di avocado e la marmellata di peperoncino.

Valori Nutrizionali per porzione: 353kcal, 9g proteine, 35g carboidrati (5g fibra, 8g zucchero), 20g grassi (4g saturi, 0.8g sale, 13% ferro, 17% vitamina C, 21% vitamina K, 18% vitamina B1, 16% vitamina B2, 16% vitamina B3, 13% vitamina B6, 38% vitamina B9.

28. Risotto al rosmarino

Prenditi un'interessante spinta da questa ricotta di risotto con I carciofi, pinoli tostati, e un aiuto salutare del rosmarino per una cena davvero saporita.

Ingredienti (2 porzioni):

70g risotto Arborio

200g cuori di carciofo al naturale, scolati e senza buccia

1 cipolla rossa, a fette

1 peperone rosso, a pezzi

75ml di vino bianco

400ml brodo vegetale con poco sale

1 cucchiaio di pinoli tostati

1 cucchiaio di parmigiano grattugiato

1 cucchiaino di olio d'oliva

1 cucchiaio di rametti di rosmarino

un pizzico di sale

Tempo di preparazione: 15 min

Tempo di cottura: 35 min

Preparazione:

Scalda l'olio in una pentola wok. Cucina le cipolle a fuoco medio per 6-7 minuti fino a farle diventare scure e morbide. Aggiungi i peperoni ed il rosmarino e cucina per altri 5 minuti. Metti il tutto nel riso e mescola. Metti a bollire il vino e metà del brodo, poi riduci il fuoco e fai sobbollire dolcemente finché buona parte del liquido non sarà assorbita. Mescola nel resto del brodo e procedi come scritto sotto. Aggiungi I carciofi e cucina ancora fino a rendere morbido il riso.

Insaporisci con un pizzico di sale, mescola con parmigiano e ½ dei pinoli. Sbriciola sopra I restanti pinoli e servi.

Valori Nutrizionali per porzione: 299kcal, 9g proteine, 44g carboidrati (4g fibra, 9g zucchero), 10g grassi (2g saturi), 0.7g sale, 18% magnesio, 86% vitamina C, 11% vitamina K, 15% vitamina B1, 12% vitamina B3, 20% vitamina B6.

29. Insalata di Pera e Formaggio Blu

Griglia le pere succose e contrasta il sapore dolce con quello più robusto del formaggio blu, con miele e aceto in questa interessante insalata mista. Aggiungi qualche foglia verde croccante per avere più verdure e vitamine.

Ingredienti (2 porzioni):

2 pere mature, a fette di 1 cm nel senso della lunghezza

75g formaggio blu, a pezzi

1 cucchiaio di olio d'oliva

1 cucchiaino di miele

1 cucchiaino di aceto di vino bianco

120g di foglie di insalata mista

Tempo di preparazione: 10 min

Tempo di cottura: 15 min

Preparazione:

Ungi le pere con un po' di olio. Riscalda una griglia, cucina le pere per 1 minuto per lato, e mettile da parte a raffreddarsi.

Mescola il resto dell'olio, il miele e l'aceto. Mescola le pere con il formaggio e le foglie, quindi dividi il composto in due piatti, spruzza con il condimento e servi.

Valori Nutrizionali per porzione: 259kcal, 8g proteine, 24g carboidrati (5g fibra, 19g zucchero), 17g grassi (8g saturi), 1.2g sale, 20% calcio, 13% vitamina A, 14% vitamina C, 31% vitamina K, 11% vitamina B2, 11% vitamina B9.

30. Polenta al forno

Questa festa italiana di minerali e vitamine è sia nutriente che squisita. Personalizza questo piatto secondo il gusto, combinando il formaggio di capra con formaggio blu / parmigiano / Cheshire.

Ingredienti (4 porzioni):

500g confezione di polenta pronta

2 x 400g scatole di pomodoro a pezzetti

100g formaggio di capra con crosta, spezzato in pezzi

300g spinaci freschi

3 spicchi d'aglio, a pezzetti

1 cucchiaio di olio d'oliva

un pizzico di sale

Tempo di preparazione: 20 min

Tempo di cottura: 20 min

Preparazione:

Preriscalda il forno a 220C ventilato/ gas 7 e fai bollire il bollitore. In un frullatore, mescola I pomodori con aglio e sale, e metti il tutto in un grande piatto. Cura gli spinaci, sciacqua con acqua e togli quella in eccesso. Taglia gli spinaci a pezzetti e mettili sopra i pomodori.

Taglia a fette la polenta e disponila sopra gli spinaci. Condisci con olio e metti in forno per 15 minuti. Spargi sopra il formaggio e cucina per altri 5 minuti. Servi caldo.

Valori Nutrizionali per porzione: 240kcal, 12g proteine, 26g carboidrati (6g fibra, 7g zucchero), 10g grassi (5g saturi), 1.6g sale, 25% calcio, 110% ferro, 23% magnesio, 169% vitamina A, 61% vitamina C, 18% vitamina E, 462% vitamina K, 11% vitamina B1, 28% vitamina B2, 12% vitamina B3, 1-% vitamina B6, 39% vitamina B9.

31. Tagine di verdure

Buonissimo e salutare, questo piatto di verdure ti farà utilizzare ceci, zucchini and piselli in un mix che si identifica come una combinazione di spezie ed una piccola porzione uvetta.

Ingredienti (2 porzioni):

200g ceci in scatola, lavati e scolati

1 zucchina grande, a pezzi

1 cipolla, a pezzetti

1 pomodoro, a pezzetti

150g di piselli surgelati

200ml brodo vegetale

2 cucchiai di uvetta

1 cucchiaio di olio d'oliva

¼ cucchiaino di cannella macinata

¼ cucchiaino di coriandolo macinato

¼ cucchiaino di cumino macinato

Coriandolo a pezzetti, per servire

Tempo di preparazione: 10 min

Tempo di cottura: 20 min

Preparazione:

Scalda l'olio in una padella, e friggi le cipolle per 5 minuti fino a intenerirle. Aggiungi le spezie, il pomodoro, la zucchina, ceci, uvetta e metti il tutto a bollire. Copri e sobbolli per 10 minuti fino ad appassire I piselli e cucina per altri 5 minuti. Spargi sopra un po' di coriandolo e servi.

Valori Nutrizionali per porzione: 246kcal, 12g proteine, 36g carboidrati (9g fibra, 19g zucchero), 9g grassi (1g saturi), 0.55g sale, 13% ferro, 21% magnesio, 44% vitamina K, 25% vitamina B1, 22% vitamina B2, 13% vitamina B3, 52% vitamina B6, 45% vitamina B9.

32. Quinoa speziata

La Quinoa è una buona fonte di proteine vegetali ed acquisisce un gusto interessante con la feta e le mandorle tostate. Assieme al profumo della scorza di limone, sarà un piatto salutare ricco di magnesio e vitamine.

Ingredienti (2 porzioni):

150g quinoa, lavata

50g feta, a pezzi

25g mandorle sgusciate tostate

Succo di ¼ limone

¼ cucchiaino di curcuma

½ cucchiaino di coriandolo macinato

1 cucchiaino di olio d'oliva

Una manciata di prezzemolo, tagliato a pezzetti

Tempo di preparazione: 10 min

Tempo di cottura: 15 min

Preparazione:

Scalda l'olio i8n una padella capiente, aggiungi le spezie e friggi fino a sentire l'aroma. Aggiungi la quinoa e soffriggi per altri minuti finché non sentirai uno scoppiettio. Metti in 300 ml di acqua bollente e cucina a fuoco basso per 10 minuti fino a far evaporare l'acqua ed i cereali avranno un alone bianco. Fai raffreddare lentamente, aggiungi agli altri ingredienti e servi.

Valori Nutrizionali per porzione: 404kcal, 17g proteine, 44g carboidrati (1g fibra, 6 g zucchero), 19g grassi (4g saturi), 0.7g sale, 15% calcio, 19% ferro, 37% magnesio, 11% vitamina E, 20% vitamina B1, 37% vitamina B2, 23% vitamina B6, 36% vitamina B9.

33. Torta di verdure

Prova questa torta piena di vitamina A per portare una varietà di verdure a tavola. La crosta di patate purè è geniale, mentre il ripieno è un piacere da gustare.

Ingredienti (4 porzioni):

900g di patate, a pezzi

200g di piselli surgelati

½ cavolfiore, spezzato in piccoli ciuffi

300g di carote, tagliate a piccoli pezzi

1 x 400g di pomodori a pezzetti in scatola

4 spicchi d'aglio, a fette sottili

2 cipolle, a fette

200ml di latte

1 rametto di rosmarino, tritato

1 cucchiaino di farina

1 cucchiaio di olio d'oliva

un pizzico di sale

Tempo di preparazione: 15 min

Tempo di cottura: 45 min

Preparazione:

Scalda 1 cucchiaino di olio in un piatto da fornelli a fuoco medio. Aggiungi le cipolle e cucina fino a farle diventare tenere, aggiungi la farina e cuoci per altri 2 minuti. Aggiungi i cavolfiori, le carote, l'aglio, il rosmarino e cucina per altri 5 minuti, girando regolarmente.

Metti i pomodori in una tazza piena di acqua. Copri con un coperchio e lascia cuocere per 10 minuti, quindi togli il coperchio e cuoci per altri 10 minuti fino a quando la salsa è addensata e le verdure sono cotte. Consuma, mescola nei piselli e cuoci per 1 min.

Lessa le patate, scolale e schiacciale. Mescola con abbastanza latte per raggiungere una consistenza morbida quindi aggiungi il rimanente olio d'oliva.

Scalda il grill, metti a cucchiaiate il mix di verdure (caldo) in un piatto da forno, metti nella parte superiore il purè di patate e poni sotto il grill per qualche minuto fino a quando la parte superiore è dorata. Servi caldo.

Valori Nutrizionali per porzione: 388kcal, 15g proteine, 62g carboidrati (11g fibra, 18g zucchero), 8g grassi (2g saturi), 0.3g sale, 17% calcio, 24% ferro, 47% magnesio, 263% vitamina A, 51% vitamina K, 32% vitamina B1, 21% vitamina B2, 25% vitamina B3, 55% vitamina B6, 34% vitamina B9.

34. Insalata di zucca e lenticchie

Questa vivace insalata fa uso di lenticchie in scatola e zucca succosa e tenera. Il risultato sarà un'insalata con alto contenuto di fibre che contiene più della razione giornaliera consigliata di vitamine A, K e B9.

Ingredienti (2 porzioni):

500g di zucca succosa, a pezzi

1 x 400g di lenticchie lessate al naturale in scatola, scolate

50g spinaci

70g pomodori ciliegia, senza buccia

1 spicchio d'aglio, schiacciato

¼ cipolla rossa, a fette

20g formaggio Cheshire, a pezzi

1 cucchiaino di foglie di timo

1 cucchiaino di aceto balsamico

½ cucchiaino di senape integrale

1 cucchiaio di semi di zucca tostati

1 cucchiaino di olio d'oliva

un pizzico di sale

Tempo di preparazione: 10 min

Tempo di cottura: 30 min

Preparazione:

Preriscalda il forno a 180C ventilato/ gas 4. Toss the squash con metà dell'olio d'oliva, l'aglio schiacciato, le spezie e le foglie di timo in un piatto da forno ed arrostisci per 25 minuti fino a farlo intenerire.

Mescola assieme l'aceto, la senape, 1 cucchiaio di acqua ed il restante olio d'oliva. Unisci le lenticchie con i condimenti, la cipolla, i pomodori ciliegia e gli spinaci.

Dividi le lenticchie in due piatti, aggiungi la zucca, il formaggio Cheshire e i semi di zucca, poi servi.

Valori Nutrizionali per porzione: 304kcal, 15g proteine, 41g carboidrati (13g fibra, 15g zucchero), 10g grassi (3g saturi), 0.35g sale, 17% calcio, 67% ferro, 42% magnesio, 610% vitamina A, 88% vitamina C, 24% vitamina E, 166% vitamina K, 27% vitamina B1, 24% vitamina B2, 14% vitamina B3, 35% vitamina B6, 119% vitamina B9.

35. Insalata di pompelmo

Regala a te stesso un'insalata con tante vitamine A e C del pompelmo, addolcito dal succo di agave. E' veloce da fare, e l'aroma di pistacchio di questa insalata ti soddisferà e rinfrescherà.

Ingredienti (2 porzioni):

1 pompelmo medio rosa

1 pompelmo medio bianco

1 cucchiaino di pistacchio, a pezzetti

1 cucchiaio di succo d'agave

Tempo di preparazione: 5 min

Non si cuoce

Preparazione:

Taglia a fette I pompelmi, e cerca di rimuovere quanti più semi possibili. Dividi i pezzi in due ciotole, cospargi di pistacchio e di succo d'agave e servi.

Valori Nutrizionali per porzione: 107kcal, 2g proteine, 21g carboidrati (2g fibra, 12g zucchero), 1g grassi, 56% vitamina A, 128% vitamina C.

SPUNTINI

1. Patatine di Mela

Pela 2 mele Granny Smith e tagliale a fettine verso il centro, ponile dentro una teglia da forno, cospargile di cannella e cucina per 45 min.

Valori Nutrizionali: 90kcal, 25g carboidrati (3g fibra, 22g zucchero), 14% vitamina C.

2. Barretta di albicocche secche

Fai una purea con 140g albicocche, 150ml acqua bollente e 40g avena in un robot da cucina. Tosta 40g di noce di cocco essiccata con 25g di semi di girasole e 1 cucchiaio di semi di sesamo in una padella antiaderente a fuoco basso, poi mescola le albicocche con 15g di mirtilli secchi, 3 cucchiai di proteine in polvere e 1 cucchiaio di semi di chia. Fai una pasta spessa poi stendila su un lungo foglio di pellicola trasparente e avvolgi ben stretto. Servi poi tagliato in 14 fette.

Valori Nutrizionali per fetta: 78kcal, 3g proteine, 8g carboidrati (3g fibra, 5g zucchero), 4g grassi (2g saturi),

3. Toast con avocado

Tosta un piccolo pezzo di pane integrale poi copri con 50 g di purè di avocado e cospargi con Sale e pepe.

Valori nutrizionali: 208kcal, 5g proteine, 28g carboidrati (6g fibre, 2g zuccheri), 9g grassi (1g saturi), 13% vitamina K, 13% vitamina B9.

4. Frappè

Metti in un frullatore ½ tazza di mirtilli, 1 tazza di foglie di spinaci, ½ tazza di yogurt greco con pochi grassi e ½ tazza di ananas e acqua di cocco.

Valori nutrizionali: 168kcal, 24g carboidrati (3g fibra, 8g zucchero), 17g proteine, 23% calcio, 57% vitamina A, 73% vitamina C, 199% vitamina K, 16% vitamina B9.

5. Mix di Trail

Mescola ½ tazza di grano, 2 cucchiai di uva passa e 12 mandorle.

Valori nutrizionali per porzione: 222kcal, 35g carboidrati (4g fibra, 15g zucchero), 9g grassi, 2g proteine, 10% magnesio, 18% vitamina E.

6. Crocchette energetiche

Frulla 50g di albicocche secche e 50g ciliege secche in un robot da cucina tritando molto finemente. Metti in una ciotola e mescola con 2 cucchiaini di olio di cocco. Forma delle palline di dimensione pari a due noci poi rotolale in 1 cucchiaio di semi di sesamo tostati. Rende fino a 6 crocchette.

Valori Nutrizionali per crocchetta 113kcal, 2g proteine, 21g carboidrati (2g fibra, 18g zucchero), 3g grassi (1g saturi).

7. Yogurt ai mirtilli

Unisci 150g di yogurt magro a ½ tazza di mirtilli.

Valori nutrizionali: 136kcal, 8g proteine, 21g carboidrati (2g fibre, 18g zuccheri), 3g grassi (1g saturi), 27% calcio, 13% vitamina C, 18% vitamina K, 21% vitamina B2, 13% vitamina B12.

8. Tazza di Popcorn

Valori nutrizionali: 31kcal, 1g proteine, 6g carboidrati (1g fibra).

9. Mela e burro di arachidi

Taglia una piccola mela e spalmaci sopra 1 cucchiaio di crema di burro di arachidi.

Valori nutrizionali: 189kcal, 4g proteine, 28g carboidrati (5g fibra, 20g zucchero), 8g grassi (1g saturi), 14% vitamina C, 14% vitamina B3.

10. Ceci arrosto

Valori Nutrizionali 50g: 96kcal, 4g proteine, 13g carboidrati (4g fibra, 2g zucchero), 3g grassi.

11. Yogurt Greco con le fragole

Mescola 150g di yogurt Greco con 5 fragole medio-grandi tagliate a metà.

Valori nutrizionali: 150kcal, 11g proteine, 10g carboidrati (10g zucchero), 8g grassi (5g saturi), 10% calcio, 60% vitamina C.

12. Arance alla cannella

Togli la cotenna e il midollo da un arancio poi tagliala a fette e aggiungi 1 cucchiaino di succo d'arancia, 1 cucchiaino di succo di limone, ¼ cucchiaino di zucchero e un pizzico di cannella.

Valori Nutrizionali per porzione: 86kcal, 1g proteine, 22g carboidrati (3g fibra, 19g zucchero), 116% vitamina C, 10% vitamina B9.

13. Asparagi grigliati

Cucina 100g di asparagi in acqua bollente per 2 minuti. Scolali poi condisci con un filo d'olio. Griglia gli asparagi per qualche minuto poi condisci con una noce di burro fuso e 1 cucchiaino di scaglie di mandorle tostate.

Valori Nutrizionali: 107kcal, 4g proteine, 4g carboidrati (2g fibra, 2 g zucchero), 9g grassi (3g saturi), 0.1g sale, 12% ferro, 15% vitamina A, 52% vitamina K, 10% vitamina B1, 13% vitamina B9.

14. Frappè di latte di soia

Miscela ½ banana con 125ml di latte di soia, ½ cucchiaino di miele e un po' di noce moscata grattugiata fino a rendere il composto liscio. Cospargi con 1 cucchiaino di nocciole tritate.

Valori Nutrizionali per porzione: 220kcal, 8g proteine, 24g carboidrati (1g fibra, 21g zucchero),

10g grassi (1g saturi), 0.2g sale, 14% vitamina B2, 11% vitamina B6.

RICETTE SUCCOSE PER ABBASSARE LA TUA PRESSIONE SANGUIGNA

1. Sorpresa all'alba

Questa ricetta succosa risolve molti problemi correlati alla pressione alta. E' ricca di vitamine e minerali che trasformeranno il tuo corpo in una fabbrica sana di energia.

Benefici:

Sedano è conosciuto per avere un alto contenuto di calcio. Il sedano aiuta nel controllo della pressione sanguigna alta. Le pere hanno un principio anti-ossidante che riesce a tenere sotto controllo la pressione.

Ingredienti:

- Mele - 2 grandezza media 360g
- Carote - 2 grandezza media 122g
- Sedano - 3 gambi, grandi 190g

- Limoni (senza buccia) - 2 frutti 165g
- Pere - 2 grandezza media 356g

Preparazione:

- **Lava accuratamente tutti gli ingredienti.**
- **Spremi bene e goditi subito questa bevanda fresca.**

Calorie totali: 381

Vitamine: Vitamina A 785ug, Vitamina C 187mg, Calcio 130mg

Minerali: Sodio 221mg, Potassio 2454mg

Zuccheri 55g

2. Crema leggera

Il modo migliore per prenderti un momento di relax e una carica di energia per tutta la giornata è iniziare con un succo naturale. Questa è una grande ricetta che farà di più, provala!

Benefici:

Alcuni composti di proteine che si trovano solo negli spinaci sono ottimi per abbassare la pressione sanguigna. Poi il peperone è noto per ridurre il colesterolo e la pressione alta.

Ingredienti:

- Cetrioli - 1/2 cetrioli 150g
- Prezzemolo - 2 manciate 80g
- Peperone - 1/2 grandezza media 59g
- Spinaci - 1 tazze 30g
- Pomodori - 3 grandezza media 350g
- Cavolo (rosso) - 1 foglie 22g

Preparazione:

- **Lava accuratamente tutti gli ingredienti.**
- **Spremi bene e goditi subito questa bevanda fresca.**

Calorie totali: 115

Vitamine: Vitamina A 205ug, Vitamina C 97mg, Calcio 221mg

Minerali: Sodio 212mg, Potassio 1755mg

Zuccheri 13g

3. Lifting alla menta

Una varietà di frutta e verdure fanno di questo un grande succo per avere un corpo sano. Ecco perché questa ricetta è potente e salutare, e si dovrebbe provare la mattina.

Benefici:

Un recente studio ha dimostrato che i cibi ricchi di potassio abbassano la pressione sanguigna. Le arance sono una grande fonte di vitamina C.

Ingredienti:

- Cetrioli - 1 cetriolo 300g
- Arance - 2 frutti 260g
- Ananas - 1/4 frutti 226.25g
- Spinaci - 5 manciate 125g
- Banana – 1 grandezza media 90g

Preparazione:

- Lava accuratamente tutti gli ingredienti.
- Spremi bene e goditi subito questa bevanda fresca.

Calorie totali: 184

Vitamine: Vitamina A 421ug, Vitamina C 154mg, Calcio 202mg

Minerali: Sodio 71mg, Potassio 1322mg

Zuccheri 30g

4. HT Succo

Se si desidera un corpo e mente sani si dovrebbero aggiungere diverse ricette succose che includano verdure a foglie e miscelazione per una migliore degustazione degli ingredienti e per migliorare il sapore della bevanda.

Benefici:

Il succo di lime è utile per le persone che soffrono di problemi cardiaci perché contiene potassio. Aiuta anche a controllare la pressione sanguigna e riduce lo stress mentale.

Ingredienti:

- Mele - 2 grandezza media 364g
- Cavolo riccio - 5 foglie 175g
- Lime - 1/2 frutti 32g
- Arancia - 150g
- Carote-1 grande 70g

Preparazione:

- **Lava accuratamente tutti gli ingredienti.**
- **Spremi bene e goditi subito questa bevanda fresca.**

Calorie totali: 160

Vitamine: Vitamina A 300ug, Vitamina C 191mg, Calcio 109mg

Minerali: Sodio 103mg, Potassio 1437mg

Zuccheri 43g

5. Grande A

È sempre possibile utilizzare una nuova ricetta succosa che contiene minerali tutti essenziali e vitamine utili all'organismo che risulterà, alla fine, più sano. Questa è un'altra grande bevanda per la mattina.

Benefici:

La pectina delle mele abbassa i livelli di colesterolo e può anche contribuire a ridurre la pressione sanguigna. Il Succo di Pera ha un effetto anti-infiammatorio ed è un ottimo fornitore di nutrienti.

Ingredienti:

- Mele - 2 grandezza media 360g
- Arancia (senza buccia) - 1 frutto 130g
- Pere - 2 grandezza media 356g
- Patate dolci - 130g
- Lime ½ - 33g

Preparazione:

- **Lava accuratamente tutti gli ingredienti.**
- **Spremi bene e goditi subito questa bevanda fresca.**

Calorie totali: 307

Vitamine: Vitamina A 610ug, Vitamina C 61mg, Calcio 123mg

Minerali: Sodio 120mg, Potassio 1221mg

Zuccheri 60g

6. Dolce giornata

Questa ricetta succosa è molto valida, se desideri un cambiamento positivo al tuo cuore. Se hai avuto problemi di cuore in passato prova questa bevanda e vedi che cosa può fare per te.

Benefici:

Le barbabietole hanno proprietà medicinali, contribuiscono a normalizzare la pressione sanguigna, e hanno anche un alto contenuto di carboidrati, una grande fonte di energia immediata.

Ingredienti:

- Barbabietola (gialla) - 1 barbabietola 80g
- Carote- 3 grandi 215g
- Cetrioli - 1/2 cetrioli 150g
- Radice di zenzero - 1/2 pollice 12g
- Lime- ½ 33g

Preparazione:

- **Lava accuratamente tutti gli ingredienti.**
- **Spremi bene e goditi subito questa bevanda fresca.**

Calorie totali: 137

Vitamine: Vitamina A 1104mg, Vitamina C 19mg, Calcio 143mg

Minerali: Sodio 265mg, Potassio 1391mg

Zuccheri 22g

7. Idolo Verde

Dovresti provare questo succo a pranzo perché è molto ricco di sostanze nutritive che saranno assorbite meglio in quel momento della giornata ed saranno più facili da digerire.

Benefici:

Il cetriolo è una componente essenziale del tessuto connettivo sano, e aiuta anche a ridurre la pressione sanguigna.

Ingredienti:

- Sedano - 4 gambi, grandi 255g
- Cetrioli - 1 cetriolo 300g
- Radice di zenzero - 1 pollice 24g
- Limone - 1/2 frutti 42g

Preparazione:

- **Lava accuratamente tutti gli ingredienti.**
- **Spremi bene e goditi subito questa bevanda fresca.**

Calorie totali: 183

Vitamine: Vitamina A 764ug, Vitamina C 171mg, Calcio 312mg

Minerali: Sodio 195mg, Potassio 1872mg

Zuccheri 30g

8. Mix curativo

Ecco un altro grande succo che ti aiuterà a migliorare la tua salute e il tuo modo di sentire. Se la combinazione di limone e di arancia è troppo forte per te, semplicemente puoi eliminare uno dei due, ma se si può bere insieme sarà meglio.

Benefici:

Il Succo di Limone riduce la depressione e controlla la pressione alta, e consumando Vitamina C si riduce l'incidenza di ulcere peptiche.

Ingredienti:

- Sedano - 4 gambi, grandi 255g
- Limone (con scorza) - 1/2 frutti 28g
- Arancia (senza buccia) - 1 grandi 180g
- Spinaci - 5 manciate 125g

Preparazione:

- **Lava accuratamente tutti gli ingredienti.**
- **Spremi bene e goditi subito questa bevanda fresca.**

Calorie totali: 202

Vitamine: Vitamina A 250ug, Vitamina C 87mg, Calcio 211mg

Minerali: Sodio 211mg, Potassio 1501mg

Zuccheri 40g

9. Brontolio succoso

Le ricette succose sono un modo veloce per tenere il passo con uno stile di vita moderno, per gli individui che stanno cercando di avere un corpo sano. Questa è una grande ricetta per abbassare la pressione sanguigna e rafforzare il tuo cuore.

Benefici:

Lo zenzero potrebbe avere un ruolo fondamentale nel ridurre il colesterolo e aiuta anche abbassare la pressione alta. L'estratto di buccia di mela può ridurre il rischio di cancro al fegato quindi sarebbe meglio lavarla bene e includere la buccia quando spremi tutto.

Ingredienti:

- Mele - 2 grandezza media 365g
- Sedano - 3 gambi, grandi 192g
- Cetrioli - 1 cetriolo 300g

- Lime (con scorza) - 1 frutto 65g
- Prezzemolo - 1 mazzetto 150g

Preparazione:

- **Lava accuratamente tutti gli ingredienti.**
- **Spremi bene e goditi subito questa bevanda fresca.**

Calorie totali: 202

Vitamine: Vitamina A 590ug, Vitamina C 156mg, Calcio 281mg

Minerali: Sodio 197mg, Potassio 1789mg

Zuccheri 28g

10. Succo All Star

Inizia la giornata con grinta con questo grande mix di Frutti e deliziose verdure. Questi ingredienti sono perfetti per te, perché sono ricchi di sostanze nutritive e vitamine.

Benefici:

Le pere contengono glutatione, anti-cancerogeno che aiuta a prevenire la pressione sanguigna alta. Le carote ricche di beta-carotene possono anche ridurre la pressione alta.

Ingredienti:

- Carote - 4 grandezza media 220g
- Cetrioli - 1 cetriolo 300g
- Limone - 1 frutto 58g
- Pera - 1 grandezza media 178g
- Sedano - 1 gambi, grandi 62g

Preparazione:

- **Lava accuratamente tutti gli ingredienti.**
- **Spremi bene e goditi subito questa bevanda fresca.**

Calorie totali: 210

Vitamine: Vitamina A 1044ug, Vitamina C 40mg, Calcio 139mg

Minerali: Sodio 149mg, Potassio 1451mg

Zuccheri 32g

11. Succo per ragazzi

Quando ogni secondo è prezioso e ti senti come fuori tempo per essere più sano, non devi trascurare il corpo, e così questo succo impressionante farà miracoli per te e il tuo corpo in un brevissimo periodo di tempo.

Benefici:

Il sedano è formidabile per abbassare la pressione alta ed è una grande fonte di nutrienti.

Ingredienti:

- Sedano - 3 gambi, grandi 190g
- Cetrioli - 1/2 cetrioli 150g
- Radice di zenzero - 1/2 pollice 12g
- Cavolo riccio - 2 foglie 70g
- Banana - 1 grandezza media 90g

Preparazione:

- Lava accuratamente tutti gli ingredienti.
- Spremi bene e goditi subito questa bevanda fresca.

Calorie totali: 200

Vitamine: Vitamina A 503ug, Vitamina C 176mg, Calcio 276mg

Minerali: Sodio 133mg, Potassio 1569mg

Zuccheri 45g

12. Succo Mr. Cuore Sano

Assicurati di iniziare la giornata con questo sano mix per il cuore con un ottimo sapore, grazie alla combinazione di banana e mela.

Benefici:

Le banane svolgono un ruolo importante nel ridurre la pressione sanguigna. Le mele abbassano il colesterolo e anche aumentano la densità ossea.

Ingredienti:

- Carote- 4 grandezza media 242g
- Sedano - 3 gambi, grandi 190g
- Radice di zenzero - 1/2 pollice 11g
- Banana – 1 grandezza media 90g
- Mela – 1 grandezza media 180g

Preparazione:

- Lava accuratamente tutti gli ingredienti.
- Spremi bene e goditi subito questa bevanda fresca.

Calorie totali: 233

Vitamine: Vitamina A 1312ug, Vitamina C 27mg, Calcio 143mg

Minerali: Sodio 310mg, Potassio 1670mg

Zuccheri 44g

13. Bibita per l'inizio di una colazione splendida

Ecco una grande ricetta con cui iniziare la giornata. Manterrà il tuo livello di energia elevato durante l'intera giornata e sarà anche un'ottima fonte di vitamina, quindi provala.

Benefici:

I Pomodori sono conosciuti per essere eccellenti per il cuore e possono abbassare la pressione sanguigna. Essi sono anche una grande fonte di Vitamina C.

Ingredienti:

- Mele (verdi) - 1 grandezza media 180g
- Cetrioli - 1 cetriolo 300g
- Uva (verde) - 15 grape 90g
- Spinaci - 2 tazze 60g
- Pomodoro - 1 grandezza media 121g

Preparazione:

- **Lava accuratamente tutti gli ingredienti.**
- **Spremi bene e goditi subito questa bevanda fresca.**

Calorie totali: 179

Vitamine: Vitamina A 540ug, Vitamina C 59mg, Calcio 144mg

Minerali: Sodio 112mg, Potassio 1448mg

Zuccheri 31g

14. Barbabietola sospensione per pioggia

Se sei pronto ad iniziare una sana abitudine, questa spremitura è una splendida idea. Le dolci patate in questa bevanda daranno un nuovo gusto da provare.

Benefici:

Studi medici hanno dimostrato che la barbabietola nella tua dieta aiuta a proteggere il corpo contro le malattie cardiache. Aiuta anche a rigenerare i globuli rossi che portano ossigeno fresco nel corpo.

Ingredienti:

- Mela - 1 grandezza media 180g
- Barbabietola - 1 barbabietola 170g
- Limone - 1/2 frutto 42g
- Arance (senza buccia) - 2 frutti 262g
- Patate dolci - 1 130g

Preparazione:

- **Lava accuratamente tutti gli ingredienti.**
- **Spremi bene e goditi subito questa bevanda fresca.**

Calorie totali: 245

Vitamine: Vitamina A 450ug, Vitamina C 87mg, Calcio 137mg

Minerali: Sodio 227mg, Potassio 1894mg

Zuccheri 34g

15. Arcobaleno Parade

Il mondo della scienza sta ancora scoprendo nuove cose su come frutta e verdura sono importanti per la nostra vita. Qui è un grande esempio di una ricetta che ti farà venire voglia di aggiungerle ai tuoi pasti di tutti i giorni.

Benefici:

Un recente studio ha dimostrato che gli alimenti ricchi di magnesio e fibre aiutano il corpo ad abbassare la pressione sanguigna a livelli sani. Le Spinaci sono un grande aiuto per il sangue e rigenerano i globuli rossi.

Ingredienti:

- Sedano - 4 gambi, grandezza media 160g
- Cetrioli - 1/2 cetrioli 150g
- Uva - 2 tazze 180g

- Spinaci - 4 tazze 120g

Preparazione:

- **Lava accuratamente tutti gli ingredienti.**
- **Spremi bene e goditi subito questa bevanda fresca.**

Calorie totali: 219

Vitamine: Vitamina A 322ug, Vitamina C 37mg, Calcio 179mg

Minerali: Sodio 144mg, Potassio 1671mg

Zuccheri 38g

16. Mix sorridente di Ananas

Ecco un'altra ricetta che si dovrebbe provare. Condividilo con la tua famiglia, perché è davvero straordinario se ti piace l'Ananas.

Benefici:

Bere succo di limone fa bene al cuore e aiuta anche nel controllo della pressione alta. Una carota al giorno riduce il rischio di ictus di circa il 66 per cento.

Ingredienti:

- Carote - 3 grandezza media 180g
- Limone - 1/2 frutti 40g
- Ananas - 1/4 frutto 225g
- Spinaci - 2 manciate 50g

Preparazione:

- **Lava accuratamente tutti gli ingredienti.**
- **Spremi bene e goditi subito questa bevanda fresca.**

Calorie totali: 202

Vitamine: Vitamina A 975ug, Vitamina C 150mg, Calcio 165mg

Minerali: Sodio 210mg, Potassio 1410mg

Zuccheri 37g

17. Succo Delizia ai lamponi

Questa ricetta succosa è insolita con una varietà di ingredienti che normalmente non troverai da nessuna parte così dagli una possibilità e vedrai i risultati.

Benefici:

Le arance, essendo ad alto contenuto di Vitamina C possono aiutare a stimolare i globuli bianchi per combattere le diverse infezioni, e un recente studio le ha collegate all'abbassamento della pressione sanguigna.

Ingredienti:

- Lamponi - 3 tazze, 300g
- Radice di zenzero - 2 pollice 45g
- Lime (con scorza) - 2 frutti 134g
- Banana – 1 grandezza media 90g

Preparazione:

- Lava accuratamente tutti gli ingredienti.
- Spremi bene e goditi subito questa bevanda fresca.

Calorie totali: 285

Vitamine: Vitamina A 145ug, Vitamina C 219mg, Calcio 172mg

Minerali: Sodio 7mg, Potassio 1128mg

Zuccheri 48g

18. Promessa del Cavolo riccio

Il Cavolo riccio è pieno di Vitamine e minerali necessari per aiutare il tuo corpo a ridurre la pressione alta e ti fanno sentire molto meglio durante il giorno. Aggiungi un po' più foglie, se non ti dispiace il sapore e così lo renderai più nutriente.

Benefici:

Il Cavolo riccio contiene diversi composti che abbassano la pressione alta e recenti studi hanno dimostrato che i limoni aiutano a ridurre il colesterolo.

Ingredienti:

- Mele - 2 grandezza media 320g
- Cavolo riccio - 2 foglie (8-12") 70g
- Limone (senza buccia) - 1 frutto 58g
- Pomodoro - 1 grandezza media intero 120g

Preparazione:

- Lava accuratamente tutti gli ingredienti.
- Spremi bene e goditi subito questa bevanda fresca.

Calorie totali: 275

Vitamine: Vitamina A 434ug, Vitamina C 91mg, Calcio 201mg

Minerali: Sodio 190mg, Potassio 1448mg

Zuccheri 45g

19. Carote Lime Max

Questo è un grande succo da servire dopo o durante un pasto. La combinazione di calcio e peperone dare un calcio nel sapore, ma la banana rende dolce degustazione. Se si sente che è ancora troppo forte nel sapore semplicemente aggiungere mezza banana più.

Benefici:

Il consumo regolare di carote riduce il colesterolo e riesce a prevenire problemi cardiaci connessi. Inoltre aiuta a pulire il fegato.

Ingredienti:

- Carote- 2 grandi 170g
- Sedano - 2 gambi, grandi 128g
- Lime - 1/2 frutti 32g
- Peperone - 1 peperone 14g
- Spinaci - 2 tazze 60g

- Banana – 1 grandezza media 90g

Preparazione:

- **Lava accuratamente tutti gli ingredienti.**
- **Spremi bene e goditi subito questa bevanda fresca.**

Calorie totali: 110

Vitamine: Vitamina A 875ug, Vitamina C 32mg, Calcio 127mg

Minerali: Sodio 255mg, Potassio 1329mg

Zuccheri 15g

20. Cetrioli Forti

Se avere un corpo sano è il tuo obiettivo devi provare questa ricetta. È possibile ridurre la quantità di cipolla, se non ti piace il sapore, ma sarebbe preferibile mantenerla per i reali benefici salutari del succo.

Benefici:

Il prezzemolo ha dimostrato di funzionare come antiossidante e aiuta a mantenere un sano livello di pressione sanguigna. Il Succo di Pomodoro è un'ottima fonte di Vitamina C, calcio e fosforo.

Ingredienti:

- Cetrioli - 1 cetriolo 300g
- Limone - 1 frutto 55g
- Cipolla - 15g
- Prezzemolo - 1 manciata 40g
- Pomodori - 2 piccoli interi 180g

Preparazione:

- **Lava accuratamente tutti gli ingredienti.**
- **Spremi bene e goditi subito questa bevanda fresca.**

Calorie totali: 79

Vitamine: Vitamina A 255ug, Vitamina C 105mg, Calcio 98mg

Minerali: Sodio 30mg, Potassio 1077mg

Zuccheri 10g

21. Mix di broccoli

Vediamo se questo delizioso succo ricetta è quello che stai cercando. Una delle grandi cose di queste ricette è che non prendono molto tempo per la preparazione ed i risultati sono eccezionali.

Benefici:

I Broccoli aiutano nel corretto funzionamento dell'insulina e regolano lo zucchero nel sangue, regolandone così anche la pressione.

Ingredienti:

- Mela - 1 grandezza media 180g
- Broccoli - 1 gambo 150g
- Carote- 2 grandi 110g
- Sedano - 3 gambi, grandi 190g
- Olio di oliva - 1 cucchiaio 13.5g

Preparazione:

- **Lava accuratamente tutti gli ingredienti.**
- **Spremi bene e goditi subito questa bevanda fresca.**

Calorie totali: 224

Vitamine: Vitamina A 1003ug, Vitamina C 110mg, Calcio 196mg

Minerali: Sodio 215mg, Potassio 1335mg

Zuccheri 19g

22. Mix a sorpresa di Mirtilli

I Mirtilli hanno un ottimo gusto e sono meravigliosi antiossidanti. Mescolando questi ingredienti avrai un grande succo da bere in qualsiasi momento della giornata, non solo la mattina.

Benefici:

La Vitamine migliorano il tuo sistema vitale e si trovano in abbondanza nei mirtilli. I Mirtilli aiutano anche a mantenere un forte sistema immunitario.

Ingredienti:

- Mela - 1 grandezza media 180g
- Mirtilli - 1 tazza 140g
- Broccoli - 1 gambi 151g
- Pomodoro - 1 grandezza media intero 120g

Preparazione:

- Lava accuratamente tutti gli ingredienti.
- Spremi bene e goditi subito questa bevanda fresca.

Calorie totali: 203

Vitamine: Vitamina A 784ug, Vitamina C 102mg, Calcio 115mg

Minerali: Sodio 188mg, Potassio 1431mg

Zuccheri 39g

23. Succo salutare allo zenzero

Ecco qui un altro grande succo che si può godere in qualsiasi momento della giornata, basta assicurarsi di prepararlo 30 minuti prima di ogni pasto abbondante.

Benefici:

La pectina nelle carote diminuisce i livelli sierici di colesterolo e anche ricca di Vitamina A ottima per il miglioramento della vista.

Ingredienti:

- Carote- 2 grandezza media 120g
- Radice di zenzero - 1/2 12g
- Limone - 1 frutto 50g
- Spinaci - 2 manciate 50g

Preparazione:

- **Lava accuratamente tutti gli ingredienti.**
- **Spremi bene e goditi subito questa bevanda fresca.**

Calorie totali: 190

Vitamine: Vitamina A 1059ug, Vitamina C 71mg, Calcio 161mg

Minerali: Sodio 192mg, Potassio 1430mg

Zuccheri 31g

24. Arancia Banana Mix

Questo è un meraviglioso succo per le persone che hanno seri problemi con la pressione sanguigna e problemi di cuore. Gli ingredienti in questo succo di frutta sono ricchi di nutrienti che aiuteranno a rafforzare il sistema immunitario.

Benefici:

Le Arance, essendo ricche di flavonoidi e Vitamina C sono conosciute per ridurre il rischio di malattie cardiache. Un famoso antiossidante chiamato esperidina flavonoide che si trova nelle arance può abbassare la pressione alta.

Ingredienti:

- Mele - 2 grandezza media 360g
- Radice di zenzero - 1/2 pollice 12g
- Lime - ½ 30g
- Arancia (senza buccia) - 1 frutto 130g

- Banana – 1 grandezza media 90g

Preparazione:

- **Lava accuratamente tutti gli ingredienti.**
- **Spremi bene e goditi subito questa bevanda fresca.**

Calorie totali: 166

Vitamine: Vitamina A 15ug, Vitamina C 71mg, Calcio 115mg

Minerali: Sodio 85mg, Potassio 982mg

Zuccheri 34g

25. Pompelmo per prevenire le malattie cardiache

Questo è un ottimo succo per aiutare a prevenire problemi di pressione sanguigna e del cuore. Il Pompelmo è un potente frutto con capacità di abbassare del colesterolo. È possibile aggiungere l'intero frutto se non ti dispiace il sapore e farà ancora meglio per te e il tuo cuore.

Benefici:

Comprendendo il sedano nella tua dieta aiuterà a proteggere il corpo contro le malattie cardiache e abbassa anche la pressione sanguigna. Le Carote hanno un effetto di pulizia sul fegato e aiuta a liberare più bile.

Ingredienti:

- Mela - 1 grande 200g
- Pompelmo - 1/2 grandi senza buccia 160g

- Barbabietola - 1 barbabietola 175g
- Carote- 4 grandezza media 244g
- Sedano - 1 gambo, grande 60g

Preparazione:

- **Lava accuratamente tutti gli ingredienti.**
- **Spremi bene e goditi subito questa bevanda fresca.**

Calorie totali: 175

Vitamine: Vitamina A 1632ug, Vitamina C 38mg, Calcio 181mg

Minerali: Sodio 398mg, Potassio 1651mg

Zuccheri 33g

26. Potenza del melograno

Il Melograno è un delizioso frutto che aggiungerà un sapore caratteristico a questo succo quando lo aggiungerai agli altri ingredienti. Provalo mattina o pomeriggio, ma non è raccomandato per la sera.

Benefici:

Il Succo di Limone aiuta a controllare la pressione alta e previene lo stress mentale e la depressione.

Ingredienti:

- Mirtilli - 1 tazze 145g
- Limone – 1/2 frutti 30g
- Melograno - 1 melograno 280g
- Banana – 1 grandezza media 100g

Preparazione:

- Lava accuratamente tutti gli ingredienti.
- Spremi bene e goditi subito questa bevanda fresca.

Calorie totali: 176

Vitamine: Vitamina A 4ug, Vitamina C 42mg, Calcio 27mg

Minerali: Sodio 6mg, Potassio 580mg

Zuccheri 35g

27. Uno sprint in più

Che combinazione di Vitamine e minerali in questo succo di frutta! Cavolo riccio e spinaci insieme in una bevanda sarà spettacolare. Assicurati di bere questo succo almeno una volta alla settimana.

Benefici:

Le persone che mangiano due mele al giorno riducono il colesterolo di ben il 15%. Le mele possono anche abbassare la pressione sanguigna.

Ingredienti:

- Mele - 2 grandezza media 360g
- Cavolo riccio - 2 foglie 70g
- Spinaci - 2 tazze 50g
- Lime – ½ frutti 30g

Preparazione:

- Lava accuratamente tutti gli ingredienti.
- Spremi bene e goditi subito questa bevanda fresca.

Calorie totali: 132

Vitamine: Vitamina A 453ug, Vitamina C 87mg, Calcio 126mg

Minerali: Sodio 51mg, Potassio 815mg

Zuccheri 25g

28. Carota tagliata

Assaggia questa ricetta e ti stupirai della sua delizia, e non dimentichiamo tutti quei nutrienti vitali che agiscono insieme. E' un must per le persone con ipertensione.

Benefici:

La pectina nelle carote abbassa i livelli sierici di colesterolo e alcuni studi mostrano che esse possano avere un ruolo nel ridurre la pressione sanguigna.

Ingredienti:

- Mele - 2 grandezza media 360g
- Carote- 2 grandezza media 120g
- Radice di zenzero - 1/2 pollice 12g
- Cetrioli -1 piccolo 200g

Preparazione:

- **Lava accuratamente tutti gli ingredienti.**
- **Spremi bene e goditi subito questa bevanda fresca.**

Calorie totali: 185

Vitamine: Vitamina A 750ug, Vitamina C 25mg, Calcio 54mg

Minerali: Sodio 48mg, Potassio 609mg

Zuccheri 27g

29. Pesca adorata

Non importa che ora del giorno sia, questa ricetta succo può essere servita a qualsiasi ora. Scopri tutti gli ingredienti e preparati per un delizioso succo dal sapore davvero fantastico.

Benefici:

Le Pesche potrebbero aiutare a mantenere un livello di pressione arteriosa equilibrata e anche essere un purificatore del sangue.

Ingredienti:

- Carote- 3 grandezza media 130gg
- Limone - 1/2 frutti 42g
- Pesche - 5 grandezza media 750g
- Arancia- 1 grandezza media 120g

Preparazione:

- **Lava accuratamente tutti gli ingredienti.**
- **Spremi bene e goditi subito questa bevanda fresca.**

Calorie totali: 362

Vitamine: Vitamina A 520ug, Vitamina C 71mg, Calcio 215mg

Minerali: Sodio 401mg, Potassio 3024mg

Zuccheri 7g

30. Dolce P

Ecco un altro grande succo di patate dolci che è pieno di Vitamine e minerali. E' molto ricco in beta-carotene, che è fondamentale nella prevenzione di ipertensione e problemi della pelle.

Benefici:

Le Patate dolci sono una buona fonte di nutrienti e le barbabietole hanno dimostrato di aiutare a pulire il sangue.

Ingredienti:

- Mele - 2 grandezza media 364g
- Barbabietola - 1 barbabietola 82g
- Patate dolci - 1 patate dolci, 130g
- Banana – 1 grandezza media 100g

Preparazione:

- **Lava accuratamente tutti gli ingredienti.**
- **Spremi bene e goditi subito questa bevanda fresca.**

Calorie totali: 201

Vitamine: Vitamina A 640ug, Vitamina C 16mg, Calcio 53mg

Minerali: Sodio 420mg, Potassio 3105mg

Zuccheri 30g

31. Ananas Arancia Mix

Una mente sana e un corpo sano dovrebbero essere il motto di ogni individuo. Aggiungere o ridurre la quantità di radice di zenzero e cavolo riccio a seconda delle preferenze.

Benefici:

Le arance hanno dimostrato di contribuire a ridurre la pressione sanguigna, e lo zenzero abbassa il colesterolo.

Ingredienti:

- Radice di zenzero - 1/2 pollice 12g
- Cavolo riccio - 4 foglie 140g
- Arancia - 1 piccola 96g
- Ananas - 1 tazza, a pezzi 165g
- Cetrioli - 1 300g

Preparazione:

- **Lava accuratamente tutti gli ingredienti.**
- **Spremi bene e goditi subito questa bevanda fresca.**

Calorie totali: 250

Vitamine: Vitamina A 594ug, Vitamina C 241mg, Calcio 203mg

Minerali: Sodio 39mg, Potassio 1160mg

Zuccheri 40g

32. Sapore di Barbabietola e Pesca

Cosa c'è di più importante della tua salute? Prenditi il tempo per alimentare il tuo in modo corretto con vitamine e sostanze nutritive di cui ha bisogno con questo grande mix succoso. Non prestare attenzione al colore della bevanda perché il sapore è ciò che farà la differenza.

Benefici:

L'alto contenuto di ferro nelle barbabietole rigenera e riattiva le cellule del sangue. Esse normalizzano anche la pressione sanguigna abbassandola o innalzandola.

Ingredienti:

- Mela - 1 grandezza media 180g
- Barbabietola - 1 barbabietola 82g
- Limone - 1/2 frutti 29g
- Pesca -1 grandezza media 120g

Preparazione:

- **Lava accuratamente tutti gli ingredienti.**
- **Spremi bene e goditi subito questa bevanda fresca.**

Calorie totali: 180

Vitamine: Vitamina A 10ug, Vitamina C 101mg, Calcio 45mg

Minerali: Sodio 44mg, Potassio 760mg

Zuccheri 39g

33. Spinaci energetici

Le spremute sono diventate un modo molto popolare per rimanere sani, ma non è così conosciuto come sarà in futuro. Bere questo succo mix di spinaci sarà un grande passo in avanti per tutti per avere i livelli di pressione arteriosa controllati.

Benefici:

La Radice di zenzero è ottima per ridurre la pressione sanguigna ed il rischio di cancro.

Ingredienti:

- Mele - 1 grandezza media 180g
- Carote - 2 grandezza media 120g
- Radice di zenzero - 1/2 pollice 12g
- Lime - 1 frutto 55g
- Spinaci – 2 manciate 50g

Preparazione:

- Lava accuratamente tutti gli ingredienti.
- Spremi bene e goditi subito questa bevanda fresca.

Calorie totali: 193

Vitamine: Vitamina A 1785ug, Vitamina C 98 mg, Calcio 94mg

Minerali: Sodio 156mg, Potassio 1459mg

Zuccheri 33g

34. FB Mix ssalutare

La tua salute dovrebbe essere trattata seriamente. Avere la pressione alta è grave e deve essere guardato con attenzione. Questo succo è un buon inizio per mantenere la pressione sanguigna stabilizzata.

Benefici:

Bere succo di finocchio è utile per le persone che soffrono di problemi cardiaci in quanto contiene potassio. Lo zenzero può aumentare la circolazione sanguigna e combattere la febbre.

Ingredienti:

- Mele - 2 grandezza media 360g
- Grumolo di finocchio (con le foglie) - 1 grumolo 230g
- Radice di zenzero - 1/2 pollice 12g
- Arancia (senza buccia) - 1 frutto 130g

Preparazione:

- **Lava accuratamente tutti gli ingredienti.**
- **Spremi bene e goditi subito questa bevanda fresca.**

Calorie totali: 153

Vitamine: Vitamina A 15ug, Vitamina C 70mg, Calcio 118mg

Minerali: Sodio 79mg, Potassio 1144mg

Zuccheri 31g

35. Barbabietola Veloce

Una buona soluzione per ogni tipo di problema di salute è l'aggiunta di frutta e verdura per le tue ricette succose. Controlla i benefici di tutti gli ingredienti contenuti da questo succo di frutta e con il sapore diverso del prezzemolo.

Benefici:

Il prezzemolo è stato utilizzato in studi su animali per aumentare la capacità antiossidante del sangue. Le Barbabietole sono utili per aiutare a pulire il fegato, e il fegato aiuta metabolizzare il grasso.

Ingredienti:

- Mela - 1 grandezza media 180g
- Barbabietola - 1/2 barbabietola 40g
- Carote - 3 grandezza media 180g
- Prezzemolo - 1 manciate 40g

- Lime – ½ 30g

Preparazione:

- **Lava accuratamente tutti gli ingredienti.**
- **Spremi bene e goditi subito questa bevanda fresca.**

Calorie totali: 119

Vitamine: Vitamina A 1174ug, Vitamina C 45mg, Calcio 121mg

Minerali: Sodio 190mg, Potassio 1005mg

Zuccheri 22g

36. Pino A spremuta in più

La combinazione di Ananas e mela regala a questo succo un gusto delizioso e gli altri ingredienti apportano molte vitamine e sono la scelta ideale per iniziare la giornata, o da gustare in qualsiasi altro momento.

Benefici:

Il Succo di Ananas è ricco di vitamine e potrebbe contribuire a ridurre la pressione sanguigna e anche a ridurre i livelli di colesterolo.

Ingredienti:

- Mela - 1 grandezza media 180g
- Limone - 1/2 frutti 25g
- Arancia (senza buccia) - 1 grandi 180g
- Ananas - 1/4 frutti 225g
- Cetrioli – 1 300g

Preparazione:

- **Lava accuratamente tutti gli ingredienti.**
- **Spremi bene e goditi subito questa bevanda fresca.**

Calorie totali: 215

Vitamine: Vitamina A 41ug, Vitamina C 140mg, Calcio 90mg

Minerali: Sodio 5mg, Potassio 837mg

Zuccheri 49g

37. Doppio Mango Arancia

Il tuo corpo evolve e se non ti prendi cura di esso, potresti incontrare diversi problemi. Uno dei quali è la pressione alta. Questa ricetta succosa ti aiuterà a controllare la tua ipertensione e prevenire altri problemi di salute in futuro.

Benefici:

Le Arance, essendo ricche di Vitamina C possono aiutare a stimolare i globuli bianchi a combattere le infezioni, e di conseguenza la costruzione di un buon sistema immunitario. Il Mango può aiutare a ridurre il colesterolo.

Ingredienti:

- Mela - 1 grandi 223g
- Limone (senza buccia) - 1/2 frutti 29g
- Mango (senza buccia) - 1 frutto 336g
- Arancia - 1 grandi 184g

- Spinaci – 50g

Preparazione:

- **Lava accuratamente tutti gli ingredienti.**
- **Spremi bene e goditi subito questa bevanda fresca.**

Calorie totali: 245

Vitamine: Vitamina A 146ug, Vitamina C 147mg, Calcio 91mg

Minerali: Sodio 4mg, Potassio 860mg

Zuccheri 50g

38. Delizia all'arancia

Prova questa ricetta succosa e vedrai tutti i benefici che apporta per farti sentire meglio ed energico tutto il giorno. Vedrai da subito che vorrai utilizzarla ogni giorno.

Benefici:

Le carote stimolano il sistema immunitario aumentando la produzione e le prestazioni dei globuli bianchi. Le arance possono abbassare la pressione alta.

Ingredienti:

- Mele - 2 grandi 400g
- Carote - 5 grandezza media 200g
- Arancia - 1 grande 184g
- Pesche - 2 grandi 350g
- Banana – 1 grandezza media 100g

Preparazione:

- **Lava accuratamente tutti gli ingredienti.**
- **Spremi bene e goditi subito questa bevanda fresca.**

Calorie totali: 379

Vitamine: Vitamina A 3376ug, Vitamina C 116mg, Calcio 220mg

Minerali: Sodio 291mg, Potassio 2521mg

Zuccheri 80g

39. Lamponi leggeri

Questa ricetta succosa è ottima da utilizzarsi alla fine della giornata, perché farà rilassare il tuo corpo più velocemente prima di andare a letto. Fornirà anche un sacco di Vitamine e Minerali necessari per iniziare la giornata successiva.

Benefici:

I lamponi sono una grande fonte di vitamine e minerali. Essi abbassano la pressione sanguigna e migliorano la circolazione del sangue.

Ingredienti:

- Mele - 3 grandezza media 546g
- Lamponi - 1/2 tazze, interi 50g
- Radice di zenzero - 1/4 pollice 6g
- Arancia - 1 grande (184g)
- Lime – ½ frutti 25 g
- Spinaci – 50g

Preparazione:

- Lava accuratamente tutti gli ingredienti.
- Spremi bene e goditi subito questa bevanda fresca.

Calorie totali: 220

Vitamine: Vitamina A 23ug, Vitamina C 87mg, Calcio 80mg

Minerali: Sodio 5mg, Potassio 725mg

Zuccheri 41g

40. Mix per ridurre lo stress

Se lo stress è il tuo problema, allora dovresti vedere quali effetti questa ricetta avrà su di te. E 'davvero ottima e non dovrai più preoccuparti per la tua salute, dopo che sovraccaricherai il tuo corpo di sostanze nutritive.

Benefici:

Il sedano calma i nervi grazie all'alto contenuto di calcio e aiuta a controllare la pressione arteriosa alta. Il sedano deve essere consumato crudo per ridurre la pressione.

Ingredienti:

- Mela - 1 grandezza media 180g
- Sedano - 2 gambi, grandi 120gg
- Limone (con buccia) - 1/2 frutti 42g
- Banana – 1 grandezza media 100g

Preparazione:

- Lava accuratamente tutti gli ingredienti.
- Spremi bene e goditi subito questa bevanda fresca.

Calorie totali: 128

Vitamine: Vitamina A 101ug, Vitamina C 87mg, Calcio 140mg

Minerali: Sodio 124mg, Potassio 1027mg

Zuccheri 19g

41. B Vittoria

Questa ricetta dovrebbe essere in cima alla tua lista. Ha un grande contenuto di Vitamine e minerali. Il momento migliore della giornata per servirla sarebbe la mattina perché ti darà una grande spinta di energia.

Benefici:

Le Barbabietole sono ricche di carboidrati, nel senso che sono una grande fonte di energia immediata. Sono una buona purificatore per il sangue.

Ingredienti:

- Mela - 1 grande 200g
- Barbabietola - 1 barbabietola 170g
- Carote - 4 grandezza media 241g
- Sedano - 1 gambo, grande 60g

Preparazione:

- **Lava accuratamente tutti gli ingredienti.**
- **Spremi bene e goditi subito questa bevanda fresca.**

Calorie totali: 155

Vitamine: Vitamina A 1292ug, Vitamina C 34mg, Calcio 175mg

Minerali: Sodio 300mg, Potassio 1750mg

Zuccheri 30g

42. Doppio gulp AA

Dopo un pasto, devi attendere 30-60 minuti prima di poter bere il succo di questa ricetta. Controlla gli ingredienti e preparala prima di iniziare. Preparati per una fonte molto sane e deliziosa di Vitamine e minerali.

Benefici:

L'avocado ridurre il rischio di malattie cardiache e aiuta il sistema immunitario.

Ingredienti:

- Mele – 1 grandezza media 150g
- Avocado - 1 avocado 188g
- Lime - 1 frutto 60g
- Spinaci - 2 tazze 60g

Preparazione:

- **Lava accuratamente tutti gli ingredienti.**
- **Spremi bene e goditi subito questa bevanda fresca.**

Calorie totali: 353

Vitamine: Vitamina A 243ug, Vitamina C 47mg, Calcio 164mg

Minerali: Sodio 152mg, Potassio 1788mg

Zuccheri 20g

43. BALK succo

Se vuoi iniziare a controllare la tua ipertensione in modo rapido ed efficace, allora dovresti iniziare con questo succo. E' facile da preparare ed ha un'alta fonte di antiossidanti necessari per prevenire tutti i tipi di malattie.

Benefici:

Diverse sostanze nutritive contenute nei kiwi, tra cui ferro, rame e Vitamine. Gli studi indicano che potrebbe contribuire a ridurre le malattie cardiache.

Ingredienti:

- More - 1 tazza 120g
- Kiwi - 1 frutto 69g
- Mela -2 grandi 360 g
- Lime – ½ 30 g

Preparazione:

- Lava accuratamente tutti gli ingredienti.
- Spremi bene e goditi subito questa bevanda fresca.

Calorie totali: 183

Vitamine: Vitamina A 80ug, Vitamina C 110mg, Calcio 75mg

Minerali: Sodio 7mg, Potassio 560mg

Zuccheri 30g

44. Doppio Mix giornaliero

In effetti uno stile di vita sano dovrebbe consistere nel fare esercizi quotidiani e prenderti cura della tua dieta. Ecco perché questo succo dovrebbe essere preso spesso e di mattina per aiutarti a iniziare la giornata con una forte dose di beta-carotene.

Benefici:

Il sedano e le mele abbassano la pressione alta, e sono una fonte eccellente di nutrienti.

Ingredienti:

- 2 grandi Carote, 200g
- Pomodori -1 grandezza media 110g
- Mela – 1 grandezza media 100g
- Sedano -1 gambo 50g

Preparazione:

- **Lava accuratamente tutti gli ingredienti.**
- **Spremi tutto insieme e goditi questa bevanda fresca da subito.**

Calorie totali: 163

Vitamine: Vitamina A 400µg, Vitamina C 15mg, Calcio 20mg

Minerali: Sodio 13mg, Potassio 223 mg

Zuccheri 15g

45. Patate piccanti

Se stavi cercando qualcosa che può aiutare con i problemi di salute riguardanti la pressione sanguigna dovresti provare questa ricetta e fare un tentativo. Potresti berla al mattino, ma anche durante il giorno. Sembra ottima e ha un sapore ancora migliore grazie a tutti gli ingredienti dolci che ha.

Benefici:

Le arance sono una grande fonte di vitamina e possono anche aiutare a ridurre la pressione alta.

Ingredienti:

- Mele – 2, 360g
- Sedano - 1 gambi, 65g
- Arancia (senza buccia) - 125g
- Patate dolci - 120g
- Banana – 1 grandezza media 100g

Preparazione:

- Lava accuratamente tutti gli ingredienti.
- Spremi tutto insieme e goditi questa bevanda fresca da subito.

Calorie totali: 330

Vitamine: Vitamina A 690µg, Vitamina C 75mg, Calcio 150mg

Minerali: Sodio 76mg, Potassio 349mg

Zuccheri 55g

46. Calcio potente

Ci sono un sacco di ricette succose che ti daranno risultati positivi per la salute, ma questa è specifica per l'ipertensione. È possibile eliminare il lime se senti che dà un sapore troppo forte per il tuo palato.

Benefici:

Le carote aumentano i globuli bianchi e contribuiscono ad eliminare i liquidi in eccesso dal corpo. La pressione arteriosa è ridotta anche da questo.

Ingredienti:

- Carote- 2 grandezza media 120g
- Sedano - 1 gambo, 50g
- Pomodori - 2 grandezza media interi 220g
- Banana – 1 grandezza media 100g
- Lime – ½ 25g

Preparazione:

- Lava accuratamente tutti gli ingredienti.
- Spremi tutto insieme e goditi questa bevanda fresca da subito.

Calorie totali: 85

Vitamine: Vitamina A 900µg, Vitamina C 140mg, Calcio 197mg

Minerali: Sodio 24mg, Potassio 268mg

Zuccheri 14g

47. Mix di massima forza

Questa ricetta è ottima se servita la mattina grazie del gusto forte che ha ed agli effetti meravigliosi che avrà sul tuo corpo per tutta la giornata. È possibile aggiungere o ridurre gli ingredienti per soddisfare le tue esigenze ed il tuo palato.

Benefici:

Le Mele sono una grande fonte di Vitamine e sono note anche per abbassare la pressione alta e apportano un elevato contenuto di sostanze nutritive.

Ingredienti:

- Mele -1 grandi – 120g
- Radice di zenzero - 45g
- Pompelmo (senza buccia)- 300g

Preparazione:

- **Lava accuratamente tutti gli ingredienti.**
- **Spremi tutto insieme e goditi questa bevanda fresca da subito.**

Calorie totali: 220

Vitamine: Vitamina A 123μg, Vitamina C 200mg, Calcio 139mg

Minerali: Sodio 9mg, Potassio 220mg

Zuccheri 42g

48. Mix di Fragole energetiche

Questo succo è molto ricco in Vitamina C grazie a tutte le fragole che vi sono contenute e al limone. Il beta-carotene rende questa una bevanda impressionante.

Benefici:

Le Fragole contribuiscono a ridurre il tasso di mortalità per cancro, e sono note per ridurre il rischio di malattie cardiache.

Ingredienti:

- Mele – 1 grandi 120g
- Limone - 1/2 frutti 32g
- Fragole - 2 tazze, 230g
- Carota - 1 piccola, 50g

Preparazione:

- **Lava accuratamente tutti gli ingredienti.**
- **Spremi tutto insieme e goditi questa bevanda fresca da subito.**

Calorie totali: 190

Vitamine: Vitamina A 11µg, Vitamina C 185mg, Calcio 68mg

Minerali: Sodio 4mg, Potassio 850mg

Zuccheri 40g

49. Succo extra energetico

Sappiamo tutti come le verdure e la frutta siano molto salutari per il nostro corpo, ed è per questo che si dovrebbero iniziare a bere tutte le ricette che contengono una grande varietà tra di loro, ma con grande sapore. Questa è una bevanda insolita e può essere adattata, con qualsiasi degli ingredienti a disposizione, in quanto non hanno un sapore forte.

Benefici:

Studi hanno dimostrato che i Lamponi potrebbero abbassare la pressione sanguigna e sono ottimi per stimolare il sistema immunitario.

Ingredienti:

- Cavolini di Bruxelles – 1 cavolino 17g
- Cetrioli -1, 300g
- Ananas – ¼ 220g

- Spinaci – 2 manciate 50g
- Lamponi – 2 tazze 190g

Preparazione:

- **Lava accuratamente tutti gli ingredienti.**
- **Spremi tutto insieme e goditi questa bevanda fresca da subito.**

Calorie totali: 150

Vitamine: Vitamina A 410µg, Vitamina C 204mg, Calcio 209mg

Minerali: Sodio 79mg, Potassio 470mg

Zuccheri 34g

50. Succo BOAP

Avere poco tempo e uno stile di vita con tutte le giornate occupata non è una scusa per non concentrarsi sul controllo della pressione sanguigna alta, quindi assicurati di fare ciò che è necessario per migliorare salute su una base costante.

Benefici:

Le arance hanno un alto contenuto di Vitamina C e riducono il rischio di malattie cardiache, e potrebbero anche abbassare i livelli di pressione sanguigna.

Ingredienti:

- Mela - 1 grandezza media 180g
- Arance - 2 grandi 365g
- Pesche - 2 grandezza media 300g
- Banana – 1 grandezza media 120g

Preparazione:

- **Lava accuratamente tutti gli ingredienti.**
- **Spremi tutto insieme e goditi questa bevanda fresca da subito.**

Calorie totali: 940

Vitamine: Vitamina A 50µg, Vitamina C 110mg, Calcio 100mg

Minerali: Sodio 30mg, Potassio 120mg

Zuccheri 40g

Altri grandi titoli dell'autore

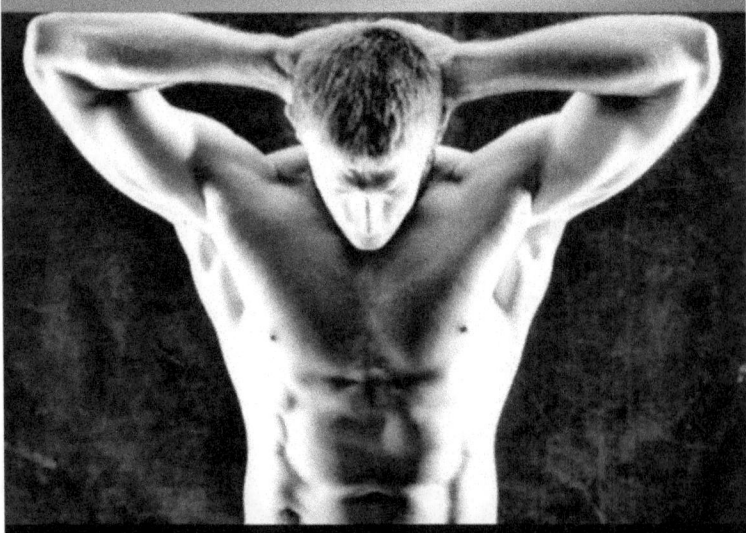

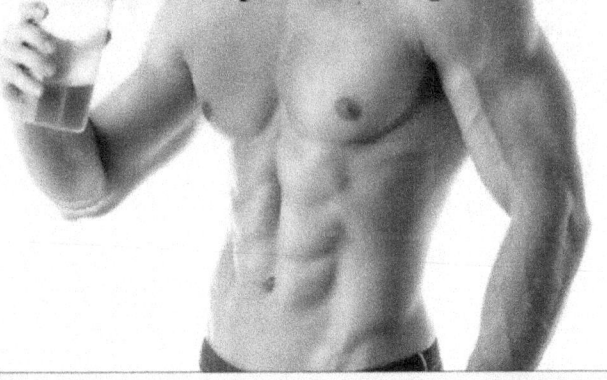

50 Ricette per la Pesistica e la definizione del muscolo

Alto contenuto proteico in ogni frullato

Joseph Correa
Nutrizionista Sportivo Certificato

50 Juice Recipes to Lower Your Blood Pressure
An Easy Way to Reduce High Blood Pressure

Joseph Correa
Certified Sports Nutritionist

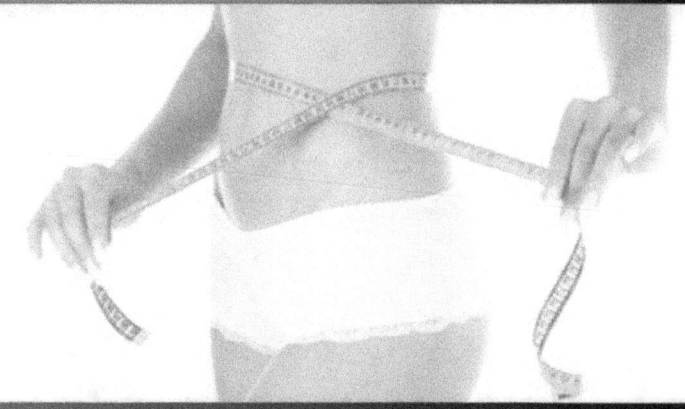

50 Weight Loss Juice Recipes

for Body Cleansing
Lose Weight Fast Before Your
Wedding, Party, or Special Event

Joseph Correa
Certified Sports Nutritionist

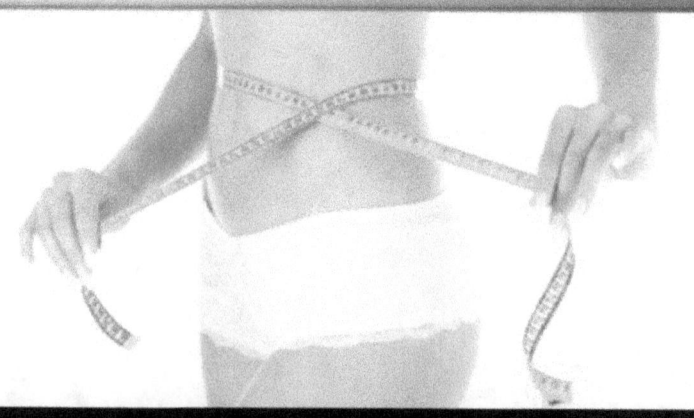

55 Cancer Preventing and Cancer Fighting Juice Recipes

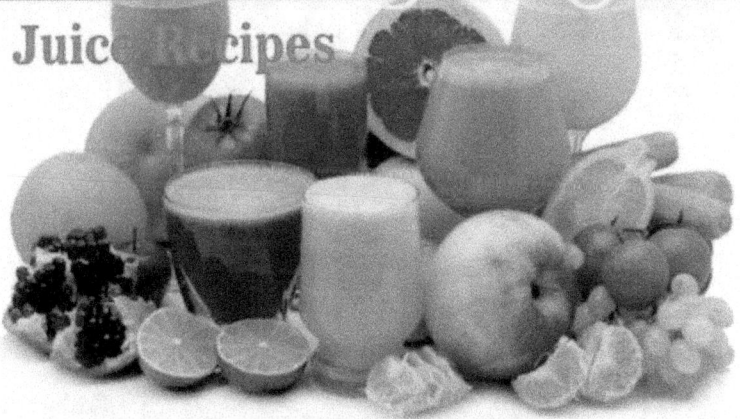

Boost Your Immune System, Improve Your Digestion, and Become Healthier Today

Joseph Correa
Certified Sports Nutritionist

85

Meal and Juice Recipes to Lower Your

High Blood Pressure

Solve Your Hypertension Problem in 12 Days or Less!

Joseph Correa
Certified Sports Nutritionist

90 Weight Loss Meal and Juice

Recipes to Get Rid of Fat Today!
The Solution to Melting Fat Away Fast!

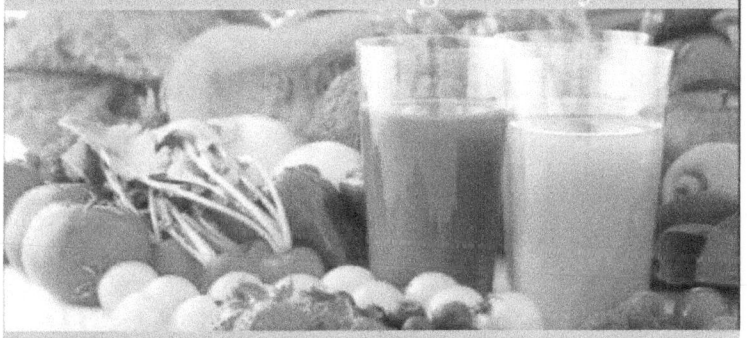

Joseph Correa
Certified Sports Nutritionist

185 Bodybuilder
Meal and Shake Recipes to Make You Look Incredible

Create a sculpted and ripped body in half the time!

Joseph Correa
Certified Sports Nutritionist

www.ingramcontent.com/pod-product-compliance
Lightning Source LLC
Chambersburg PA
CBHW051641170526
45167CB00001B/278